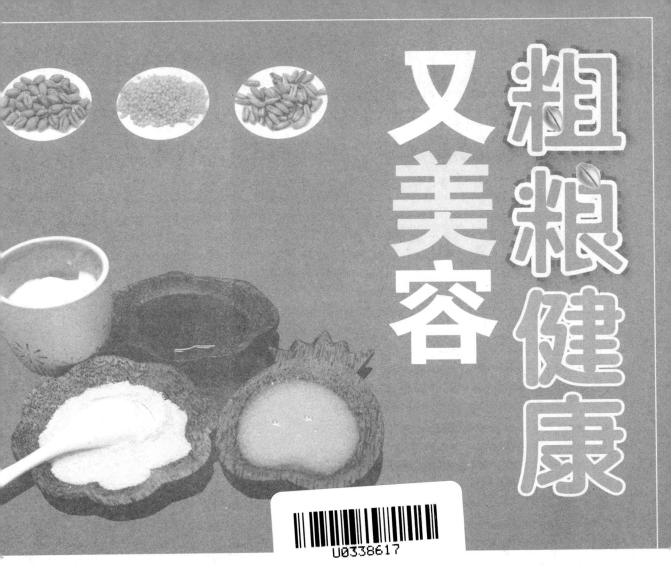

又美容 粗粮健康

杨文忠　主编

天津出版传媒集团

天津科技翻译出版有限公司

图书在版编目（CIP）数据

粗粮健康又美容 / 杨文忠主编. —天津：天津科技翻译出版
有限公司，2013.7
ISBN 978-7-5433-3270-6

Ⅰ.①粗… Ⅱ.①杨… Ⅲ.①杂粮—食物养生
Ⅳ.①R247.1

中国版本图书馆 CIP 数据核字(2013)第 145033 号

出　　　版：天津科技翻译出版有限公司
出　版　人：刘　庆
地　　　址：天津市南开区白堤路 244 号
邮政编码：300192
电　　　话：022-87894896
传　　　真：022-87895650
网　　　址：www.tsttpc.com
印　　　刷：天津市蓟县宏图印务有限公司
发　　　行：全国新华书店
版本记录：800×1230　24 开本　9.0 印张　160 千字
　　　　　2013 年 7 月第 1 版　2013 年 7 月第 1 次印刷
　　　　　定价：25.00 元

（如发现印装问题，可与出版社调换）

编委会

陈艳梅　　杨　红　　邳艳春
王少宇　　林少俊　　周以云

吃粗粮享美丽健康

进入现代文明社会后，人们的生活水平发生了翻天覆地的变化，吃得好、吃得精、吃得营养，已经成为人们饮食的首要标准。然而，随之而来的却是一些非传染性的流行病开始在人群中蔓延，肥胖、便秘、高血脂、动脉粥样硬化、冠心病、糖尿病、脑中风，甚至是癌症，人们把这些疾病称为"富贵病"，又称为"现代文明病"。

如今，"富贵病"已成为危害国人健康的主要病种，发病人数正在逐年增加。最为可怕的是，发病的人群也在日益年轻化，像糖尿病、冠心病，这些曾被称作"老年病"的疾病已经开始向中年人过渡，甚至发生在青少年身上。前不久，看过这样一篇报道：一个16岁少年每周吃两次洋快餐，竟然吃出了痛风！类似的新闻已经屡见报端，这不得不引起我们的高度重视。

为什么生活水平提高了，人们的健康却越来越糟糕了呢？这与人们的饮食习惯发生变化有很大的关系。现存最早的中医理论著作《黄帝内经》有这样一句话：以五谷为养、以五果为助、以五畜为益、以五菜为充。这是对我们饮食的一个指导纲领，它提出了合理膳食的概念。

怎样做到合理膳食呢？首先就是以五谷为主。五谷就是我们说的粮食，粮食有粗细之分。随着生活水平的提高，人们的一日三餐，常食精米细面、鸡鸭鱼肉，殊不知，"人乃纯阳之体，而油脂细粮乃生热之物，故健者食之病也，病者食之甚也"，结果使得"富贵病"长驱直入。

当下有一句顺口溜——管住嘴，迈开腿。这说明很多疾病的发生都是由于饮食结构不合理，加上缺乏运动造成的，俗话说，病从口入嘛！平衡膳食结构将是人们重获健康的首要途径。

随着"富贵病"的发病人群越来越年轻化，人们对自身的健康也越来越重视，于是，粗粮重新回到了人们的餐桌，并正在日益成为人们的"新宠"。粗粮有哪些功效？怎么吃才营养健康？怎么做才营养美味？怎么吃才能实现内调外养？怎么吃才能防病治病？

只有了解这些问题，才能算得上真正会吃粗粮，真正是一个懂得饮食保健的"行家"。本书将逐一为您揭晓以上问题的答案，让您对粗粮有一个全新的认识。希望大家都能够通过内在的调理和外在保养，实现健康又美丽的双赢。

作者

2013 年 6 月

目 录

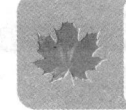
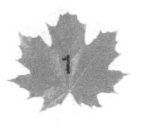

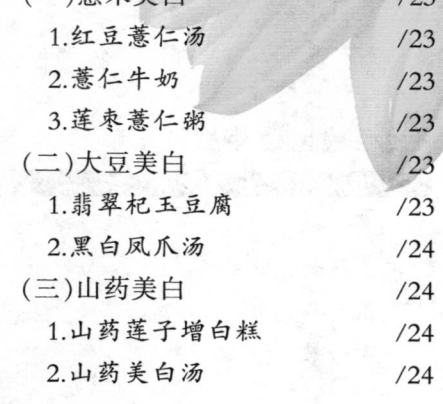

3

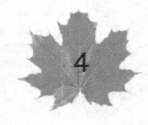

目 录

目 录

7

第四章
爱上粗粮,疾病远离你

9

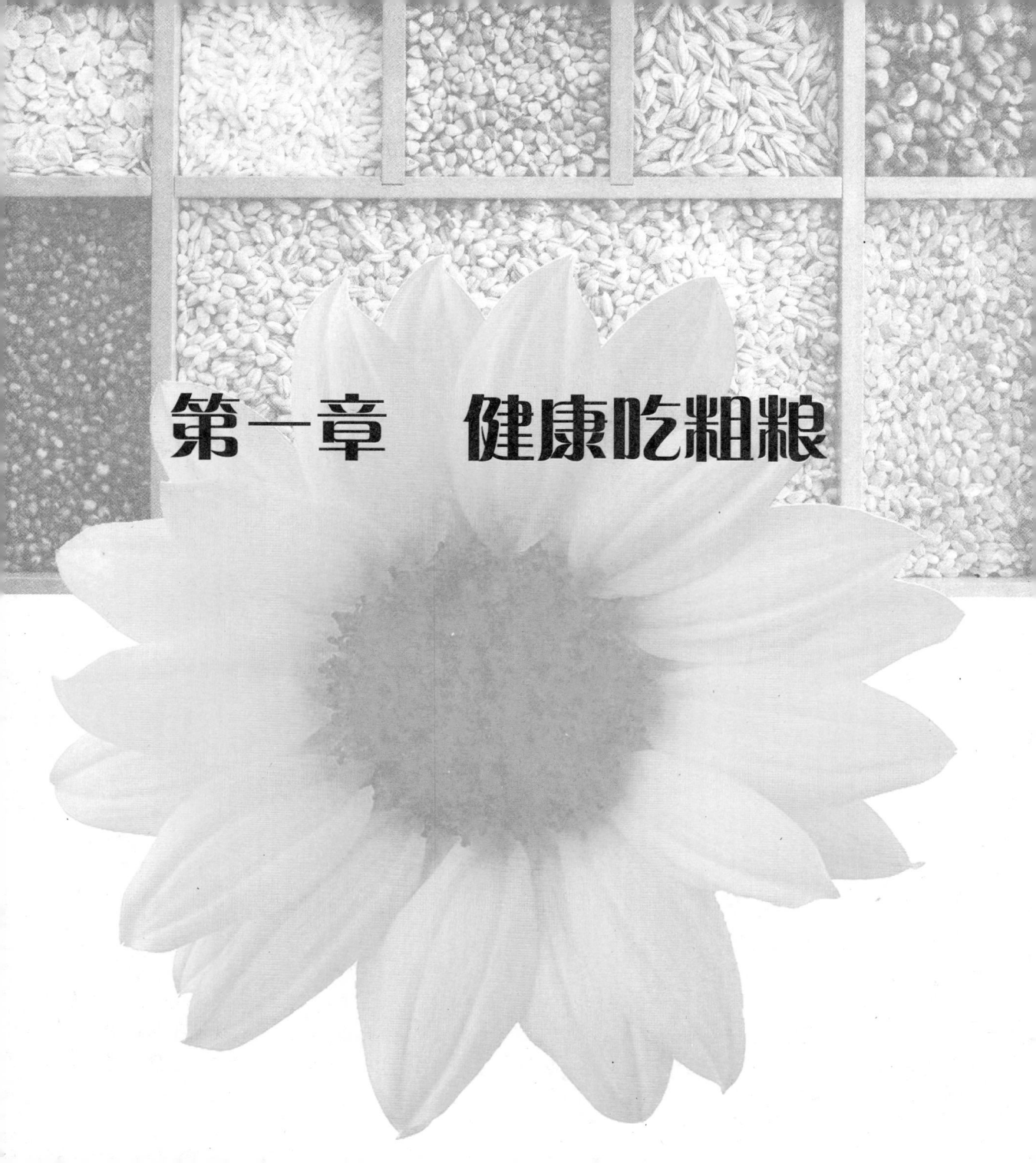

第一章　健康吃粗粮

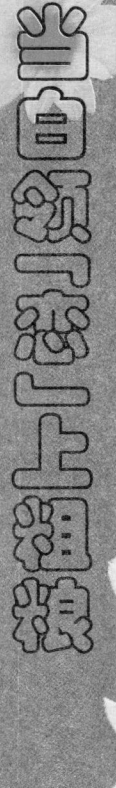

当白领"恋"上粗粮

每每说起粗粮,我都会撇撇嘴,摇摇头,不以为然。颜色不好看,口感不舒服,味道怪怪的……这些都是我将粗粮"拒之门外"的理由。不过,最近发生的一件事,却让我有种"不是我不明白,是这世界变化快"的感觉,甚至觉得"狼爱上羊"也不是不可能的。是什么事儿呢? 听我慢慢道来。

闺中密友带着她的法国男友回京探亲,说是要小聚,我高兴得不得了。这样不仅可以欣赏黄头发、蓝眼睛的浪漫法国帅哥,而且还能品尝到一顿纯正的法国菜。可他们的"举动"却让我大跌眼镜——挑了一家粗粮馆,难道老外也喜欢那粗粗的、难以下咽的食物? 真是雷倒人呀!

盛情难却,最终还是跟好友一起去了。一踏进饭馆,我的眼前顿时豁然开朗。粗粮馆像是用一大块土布裁成,主调艳丽而热闹,玉米串、红辣椒、背筐,浓浓的乡土气息中透着股喜气。服务小姐都穿着红绿花土布衣裳,扎着红绳的小辫子格外养眼,她们向客人献上最美、最自然的笑容,再奉上一杯大麦茶。

虽然,这个粗粮馆的"架势"很感人,但我对他们的食物还是有些担心。不一会儿菜上桌了,山婆婆丁炒肉、小鸡炖榛蘑、凉拌蒲公英、玉米窝窝头……看着这些食物,我还在忐忑不安的时候,好友们已经大快朵颐了。碍于情面,我拿着筷子,试探性地尝了尝。一股天然、纯正的美味扑面而来,顿时完全颠覆了我对粗粮的偏见。

此次"粗粮之行",让我对粗粮有了新的认识,一直认为粗粮就是高粱、小米、玉米什么的,现在才知道粗粮可是个"大家族"呢。像山婆婆丁、野苣荬菜、山野黄瓜香、山刺嫩芽、野水芹等各色鲜野菜,还有香菇、平菇、兰花菇等菌类可都属于粗粮,因为它们都含有丰富的粗纤维。

从对粗粮的绝对抵制者,到成为粗粮的追捧者,不只是它的美味俘虏了我,还有更为深层的原因。

1 粗粮美容护肤

如果你是一个爱美的女性,你对自己的身材不满意,对脸上经常莫名来骚扰的色斑感到无奈,那就试试粗粮吧。粗粮有助于消脂减肥、排毒养颜,现在不是提倡有钱多吃"草"嘛,这是很有道理的。吃粗粮就像每天给体内派遣清洁工一样,会使皮肤变得细腻起来。

 **粗粮有益健康**

古话说"五谷为养"。粗、细粮均含有丰富的营养,不同品种的粮食,营养价值也不尽相同。均衡食用各种谷物,才能补足正气,强壮身体。所以说,搭配吃才健康。

古语有曰"药食同源",五谷杂粮既是食物,又可以用来防治疾病。比如,玉米和红薯都被公认是癌症的克星;粗粮中含有大量的纤维素,可加速肠部蠕动,排除大肠癌的因子,降低胆固醇吸收,预防冠心病。

基于以上原因,使我爱上了粗粮,下决心编写这本书,希望能让更多的人重新认识粗粮。

本书是专门为现代都市人量身定做的,是一本关于粗粮的实用指南,详细地向大家讲解了粗粮的营养、美容技巧、食疗偏方以及一些烹饪方法。教会读者用最轻松的方式,烹饪出营养的好味道,保养出靓丽的好面容,调理出健康的好身体!

相信通过阅读本书,你不仅能增长厨艺,更能让你在享受美味的同时,收获一份美丽与健康。惊喜就在等着你呢!请轻轻翻开它吧!

粗粮健康又美容

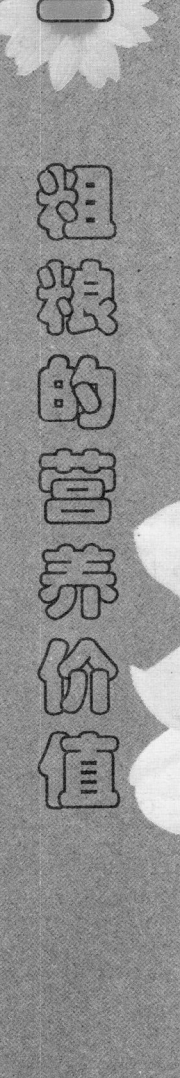

"五谷为养，五果为助，五畜为益，五菜为充，气味合而服之，以补养精气"，这是早在2000多年前《黄帝内经》中提出的健康饮食的合理结构。但随着人们生活水平的提高，人们吃得也越来精细化，鱼、肉、果、菜等在饮食结构中所占比例增加，导致饮食结构失调，许多疾病接踵而来。所以，重建合理饮食结构对健康生活非常重要。

时下，越来越多的人又将目光转向了粗粮。然而粗粮吃起来总没有精粮那样舒服，所以许多人面对粗粮都会撇撇嘴。下面我们就来谈论一下粗粮的好处，也许这样你能改变对它的偏见。

"五谷为养，五果为助，五畜为益，五菜为充"这句话就是告诉我们要实现饮食平衡，首先就要求食物尽量多样化。只吃精米、白面就违背了膳食平衡的原则。所以，要适当吃些粗粮，从而实现主食多样化，达到营养均衡的目的。

从营养成分上来说，粗粮的微量元素含量更加丰富，如锌、硒、铁、镁等，而且适当吃粗粮还有防病治病的作用。美国科学家的研究表明，吃较多全谷类食物的人群与吃较少全谷类的人群相比，中风、心脏病、致死性心血管疾病的发生率可减少21%。

粗粮的营养成分及其功效

1 丰富的膳食纤维

粗粮中所含的膳食纤维被称为"第七营养素"，虽然它不能被人体消化利用，但它可以降低血液中低密度胆固醇和甘油三酯的浓度；增加食物在胃里的停留时间，延迟饭后葡萄糖吸收的速度，从而降低高血压、糖尿病、肥胖症和心脑血管疾病的风险。医学研究还表明，膳食纤维有助于抵抗乳腺癌、肠癌、溃疡性肠炎等多种疾病。

2 丰富的维生素 B_1

维生素 B_1 主要存在于谷粒的外层，所以经过细致加工后的精粮中所含维生素 B_1 量就比较少，而不经过深入加工的粗粮所含的维生素 B_1 则要丰富得多。

维生素 B_1 是一种水溶性维生素，可以促进成长、帮助消化、增进食欲；能够改善精神状况，维持神经组织、肌肉、心脏活动的正常；还可以减轻晕机、晕船症状；缓解牙科手术后的痛苦等功能。脚气病就是维生素 B_1 缺乏的典型症状。多吃粗粮能降低脚气病的发病率。

 **丰富的微量元素**

粗粮中镁、铁、硒、锌微量元素等的含量比细粮多，这些微量元素对于人体的健康有着重要的价值。另外，粗粮中的叶酸、生物类黄酮含量也比细粮丰富。以上是粗粮所拥有的普遍营养价值。

当然，每一种粗粮的营养价值也大不相同，小米富含色氨酸、胡萝卜素；豆类富含优质蛋白；燕麦富含蛋白质；高粱含脂肪酸较高，而且还有丰富的铁；薯类富含胡萝卜素和维生素C……

虽然说吃粗粮有利于人体健康，但并不是说粗粮可以完全代替精粮。我们所要强调的并不是粗粮比细粮要好多少，而是说要做到膳食平衡，粗粮和细粮都不能偏废或只吃一种，饮食要多样化。在平时的饮食中，人们应该有意识地多选择些粗粮。这样的饮食才是科学的，才有利于人体健康。

 **防治多种疾病**

不同的粗粮还具有不同的食疗作用，吃对了粗粮，能使人身心更健康。

研究人员证实，粗粮的高纤维特点可以降低循环中的动情素。高纤维食物通常脂肪含量较少，而含量较多的抗氧化维生素，对乳腺癌有预防的功效。

粗粮中的卵磷脂、亚油酸、谷物醇、维生素E等，都有防治高血压、动脉硬化的功能。此外，还有利尿消肿的作用。

粗粮中含有的赖氨酸和谷胱甘肽，具有促进新陈代谢、加速体内氧化物分解、抗拒细胞衰老、延缓脑功能减退的作用，能有效地清除自由基。因此，具有延缓衰老的作用。

粗粮中的糖类有助于血清素的增加，因而粗粮可以当作食品级的抗抑郁剂。研究表明，粗粮中的微量元素硒可振奋情绪，能帮助恢复健康的情绪。

粗粮中的偏碱性物质，食后可抑制皮下脂肪的增长与堆积。此外，还有利于排便，帮助减肥。

粗粮健康又美容

5

二

食物的四性五味

在说粗粮的四性五味之前，我们先了解一下什么是四性五味。按照中医的理论，"四性"是指寒、凉、温、热四种性质，加上不寒不热的平性，也可称为"五性"。"五味"就是辛、甘、酸、苦、咸五种味道，实际上还有淡味和涩味，但一般习惯上把淡味归于甘味，把涩味归于酸味。

那么，认识四性五味对饮食有什么好处呢？认识食物的四性五味，就可以指导人们的饮食宜忌。只有做到四性平衡，五味调和，才是健康合理的饮食搭配，否则就会给身体带来一定的伤害。首先来说说四性平衡，关于这一点我们可以举例说明。

比如，我们吃海鲜的时候，习惯搭配上生姜，这是因为海鲜特别是螃蟹、虾等，是寒凉食物，而生姜是温性食物，两者相搭配就形成了一种平衡。反之，如果只吃海鲜的话，就容易引起肠胃不适。还有人们的饮茶习惯，春夏季节天气热的时候喝绿茶，而到了秋冬季节天气冷的时候要喝些红茶。因为红茶是暖胃的，绿茶是清火的。

五味调和就是主张饮食的五味要调配得当，相得益彰。在《黄帝内经》中就介绍了五味与五脏的对应关系，即"酸入肝，辛入肺，苦入心，咸入肾，甘入脾。"五脏各主其味，入口的五味也养护着五脏和对应的形体部位。

五味与五脏的对应关系

 **辛味养肺**

所以肺虚有寒者，有感冒以及气血阻滞等病症的人适合食用有辛味的食物，如葱、姜、蒜、韭菜等。

 **苦味清心**

心火较重的人宜食苦菜、苦瓜、大头菜、百合、白果等苦味食物，有泻下、清热、燥湿、健脾、补肾、强筋健骨的作用，但是有肺脏疾病的人应忌食。

 酸味补肝

肝虚血枯者宜食酸味，如橄榄、枇杷、葡萄、橙子、橘子、柠檬、芒果、石榴等，这些食物都有开胃、收敛、固涩的作用。

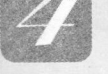 **咸味滋肾**

肾虚者宜食咸味，如螃蟹、海参、紫菜、海带、苋菜等，都具有补肾的作用，但患有心脏病的人应忌食。

 **甘味补脾**

脾虚者宜食甘味食物，如蘑菇、黄瓜、冬瓜、南瓜、胡萝卜、土豆、梨、桃、苹果、香蕉、西瓜等，有补益、缓和、和胃、生津等作用。

第一章　健康吃粗粮

我国古代就有"药食同源"之说，作为食物的重要组成部分粗粮来说，也有四性五味之分，以下为常见粗粮的性味。

常见粗粮的性味

 寒性粮食

粟米：性微寒，味甘咸。

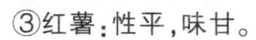 **凉性粮食**

①大麦：性凉，味甘。
②荞麦：性凉，味甘。
③绿豆：性凉，味甘。

 **温性粮食**

糯米：性温，味甘。

 热性粮食

热性粮食极少，这里不做介绍。某些调味品属热性。
胡椒：性热，味辛。

 **平性粮食**

①玉米：性平，味甘。
②马铃薯：性平，味甘。

③红薯：性平，味甘。
④黄豆：性平，味甘。
⑤黑豆：性平，味甘。
⑥红豆：性平，味甘。
⑦蚕豆：性平，味甘。

了解了粗粮的四性五味，就应该按照四性平衡、五味调和的原则安排饮食。比如夏天喝绿豆汤，冬天吃糯米粽子，这些都是科学的吃法。因为夏天天气炎热，而绿豆属于凉性食物，多吃有助于消暑。到了冬天就恰恰相反了，冬天天气寒冷，而糯米味甘、性温，能够补养人体正气，吃了后会周身发热，起到御寒、滋补的作用。

还有，米糠属苦味，有清热泻火，促进伤口愈合，解毒等作用，但食用过多则会口干舌燥，有便秘，干咳的症状。荞麦、糯米、豌豆等属甘味，能补虚止痛，补益强壮，调和脾胃，但食用过多则会发胖，患糖尿病等。

总之，人们在食用粗粮的时候，应注意到每种粗粮的四性与五味，结合自身情况，科学合理地搭配饮食，才能吃出好味道，吃出好身体。

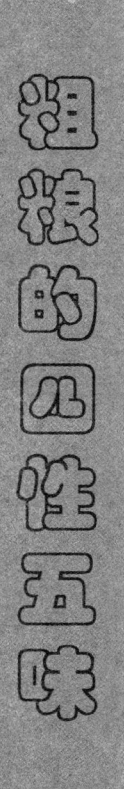

粗粮的四性五味

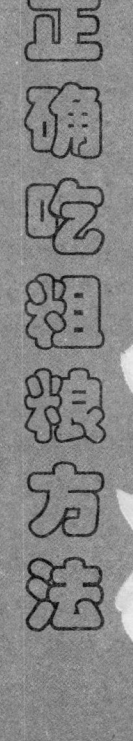

时下,吃粗粮已经成为一种时尚,大街小巷的粗粮馆也如雨后春笋,蓬勃发展起来,很多人为了赶潮流也纷纷涌向了粗粮馆。但是你知道吗?吃粗粮是要讲究一定方法的,吃得过量也不是好事,甚至会适得其反。那么,如何吃粗粮才是正确的呢?

粗粮的正确食用方法

 **适当食用**

有些人一旦喜欢吃粗粮,就有点上瘾了,顿顿吃粗粮,这样做是不好的。因为粗粮中含有的纤维素和植酸较多,若每天摄入纤维素超过 50 克,并长期食用,会大大降低免疫力,而且还会阻碍钙、铁的吸收。

 **循序渐进吃粗粮**

吃粗粮应该遵循循序渐进的原则,突然增加或减少粗粮的进食量,会引起肠道的反应。特别是那些平时经常以肉食、精粮为主的人,更应该让肠道慢慢地适应,逐渐增加粗粮的进食量,不能搞"突然袭击"。

 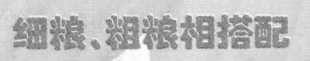 **细粮、粗粮相搭配**

饮食应该多样化,粗细粮相互补充。吃粗粮的时候可搭配些荤菜,这样可以顾及口味嗜好,还可以与副食相搭配,因为粗粮中的赖氨基酸含量较少,与牛奶等副食搭配可以补其不足。

食用粗粮的时候,还应注意大豆与米面的搭配。因为豆类富含促进人体发育、增强免疫力的赖氨酸,而米面赖氨酸含量较低,两者搭配最佳。

 **粗粮细吃**

粗粮虽好,但也有它的缺点,比如口感不好、不易吸收等,可以通过改变做法来实现粗粮细吃。比如熬成粥,实现多样化的吃法,这样可以增强食欲。

 **最好在晚餐食用**

食用粗粮最好安排在晚餐,正常人吃的频率应以两天一次为好,如果有"三高"症,也可考虑一天吃两次。

 **吃粗粮应及时喝水**

粗粮中含有较多的纤维素,吃过粗粮及时喝水,可以帮助食物消化吸收,保证肠道的正常工作。一般多吃 1 倍纤维素,就要多喝 1 倍水。所以,吃完粗粮一定要记得多喝水。

7 烹饪前应先浸泡

烹饪粗粮之前一定要提前浸泡，根据原料不同，浸泡时间也不同。浸泡不仅可缩短烹饪时间，而且会使粗粮相对软一些，食用时，口感会更好，更容易消化、吸收。

粗粮也并非人人适合

粗粮虽好，但也并非人人都适合吃，以下人群就应该少吃粗粮。

1 缺钙、铁元素人群

由于粗粮里含有的植酸和食物纤维会结合成沉淀，阻碍机体对矿物质的吸收，因此缺钙、铁元素的人群应少吃粗粮。

2 胃肠功能差的人群

粗粮中含有的大量纤维会对肠胃造成很大的负担，所以肠胃功能较弱的人群应谨慎吃粗粮。

3 免疫力低的人群

如果每天摄入的纤维素超过50克，并且长期食用，就会使人的蛋白质补充受阻、脂肪利用率降低，造成对心脏、骨骼、血液等脏器功能的损害，降低免疫力。

4 重体力活动的人群

粗粮与精粮相比，营养价值较低、供能较少，对于从事重体力劳动的人而言营养提供不足，所以运动员或是重体力劳动者应少吃。

5 有消化系统疾病的人群

患有胃、肠溃疡和急性肠炎病人的饮食要求细软，所以要尽量避免吃粗粮；患有慢性胰腺炎和慢性胃肠炎的病人也要少吃粗粮，否则容易使病情加重。

6 处在生长发育期的青少年

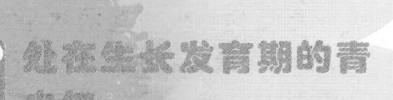

处在生长发育期的青少年对营养素和能量有着特殊的需求，吃太多的粗粮不仅阻碍胆固醇吸收和其转化成激素，也妨碍营养素的吸收和利用。

总之，吃粗粮是很有必要的，但一定要讲究方法，注意粗粮搭配，同时还要搭配营养丰富的食品。比如粗粮搭配蛋白质、矿物质丰富的食品以帮助吸收。只有方法得当，粗粮才能真正成为健康之宝。

粗粮健康又美容

9

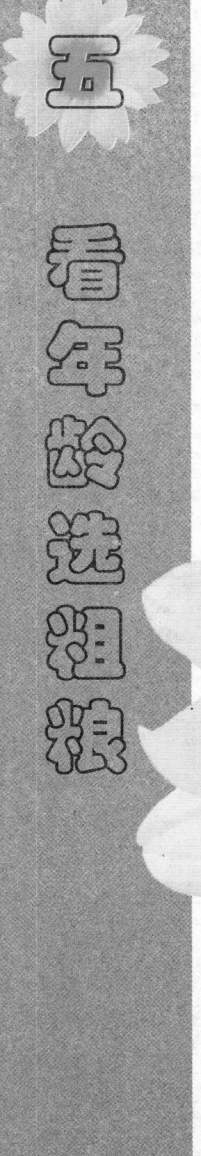

如今，不少"富贵病"是因为人们吃得过精过细所致。现代膳食营养强调粗细搭配，粗粮的营养和重要性再次被人们提起，强调要经常吃些粗粮。于是，很多对精细食物产生畏惧的人们，开始把健康饮食的希望寄托在粗粮上。其实，吃粗粮也是应该讲年龄段的，不是可以任意"发挥"的，否则效果可能会适得其反。

不同年龄对粗粮的需求

儿童不宜多食粗粮

儿童的消化系统发育还不是很完善，消化吸收的能力也比较差，吃太多粗粮就很容易引起消化不良。另外，粗粮还会影响铁、锌、钙等元素的吸收，对儿童的生长发育是非常不利的。

所以一般 3 岁以下的孩子是不适合吃粗粮的，大一些的孩子应适当食用，但食用量和次数也应有所限制。一般每周 1~2 次，每次 25 克左右就比较适宜。1~18 岁之间的少年儿童需要的纤维素以年龄数加 5~10 克为宜。

还有就是妈妈们一定要注意烹饪方法，让粗粮更容易消化吸收。比如做成八宝粥、粗粮发糕等，这样不仅可以补充维生素，而且还有利于蛋白质的互补，一举多得。

 青年人不宜长期过多食用

我们知道，粗粮中含有大量的纤维素，长期过多进食粗粮就会影响对蛋白质、无机盐以及某些微量元素的吸收，

以至造成骨骼、心脏、血液等脏器功能的损害，降低人体的免疫能力，甚至影响到生殖能力。

青年人正处于生长发育的旺盛期，处在这个年龄段的男性在饮食中应摄入丰富的维生素 E、维生素 C、锌、硒。在促进营养素的吸收上，也应下些工夫，比如黄豆，如果用炒或煮的烹饪方法，人体对其蛋白质的吸收率最多只有 50%，而把黄豆加工成豆腐后，吸收率就可升至 90%，因为加工成豆腐后，豆中的纤维素被破坏掉了。建议青年人每周吃杂粮 3 次，一次吃 60 克左右就可以了。

 中年人应增加豆类、干果的食用

到了中年，新陈代谢速度开始放慢，在日常饮食中应多添加些乳制品、豆类和干果等含有丰富的锌、硒、维生素 E 和 C 的食品，这样有利于粗细粮的营养吸收，但应少食高甜度的食物。

中年人最好每周吃粗粮 2~3 次，每次 50~100 克，以利于 B 族维生素的补充和增加膳食纤维的摄入量。尤其是膳

食纤维，可防治便秘、降低血脂以及预防Ⅱ型糖尿病的发生。

另外，此年龄段也是前列腺病的高发期，可以摄入含有丰富的锌、维生素 E 的食物，如芝麻。还有就是中年女性应该多食用大豆，以防止骨质疏松。

老年人应适当食用含粗纤维的食物

老年人容易患癌症、心脏病和中风，多食用含有丰富抗氧化物的食物和含锌量丰富的食物，可以减少疾病的发病率。另外，经常吃含有粗纤维的粗杂粮对老年人多患的糖尿病、高脂血症和心血管疾病有很好的防治作用。

但纤维素也有其对人体不利的因素。营养学家建议，老人每周吃 2~3 次粗杂粮即可，每次约 50 克。如有便秘而肠胃又较好的老年人，每天可吃一顿粗纤维食物，如玉米、红薯等，再搭配一份粗纤维蔬菜，如萝卜、芹菜及菌藻类的食物，如海带、蘑菇等。

营养学家指出：只有恰到好处地利用粗粮，并按年龄段和健康状况制定饮食方案，才能达到有益健康的效果。

粗粮健康又美容

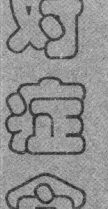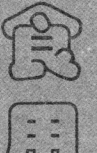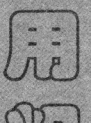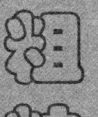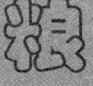

经历过艰苦岁月的人们,没法忘记过去吃粗粮、杂粮的艰难日子。然而,日子虽然苦,但却很少听说有人得高血压、糖尿病的。

但现在,生活水平提高了,在山珍海味摆满大众餐桌的时候,各种各样的疾病却随之而来了,高血脂、高血压、心血管疾病、糖尿病成了现代人的常见病。如何才能改变这一现状呢?对症吃粗粮,就是最简单、实用的方法。

医学专家认为,饮食中的粗粮过少而细粮和肉类过多,会导致"高热能"、"高脂肪"、"高蛋白"等三高症状。常食粗粮,不但能够平衡人体的营养需求,而且粗粮中特有的多种营养成分还对某些疾病有着天然的预防与治疗作用。

粗粮能防治以下疾病

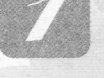 高血压、高血脂

①玉米:含有较多的亚油酸、多种纤维素、维生素以及矿物质,特别是含镁、硒丰富,具有综合保健的作用。

②荞麦:含有"芦丁",可降低人体血液中胆固醇的含量,对血管有保护作用。

③燕麦:含有亚油酸,每50克燕麦中所含的亚油酸相当于10粒"脉通"。研究证实,每天吃60克燕麦,可使胆固醇平均降低3%;每天早上喝一碗燕麦粥,可使心脏病死亡率降低6%。

④红薯:红薯中的黏蛋白是一种多糖和蛋白质的混合物,属胶原和黏多糖类物质,可缓解疲劳,提高人体的免疫力,促进胆固醇排泄,维护动脉血管弹性,防止动脉硬化,有助于降低心血管疾病的发生。

⑤黄豆:对心血管有特殊的作用,常吃黄豆以及豆制品可有效降低血清胆固醇,并降低动脉血管壁遭受的损害。另外,黄豆中的皂素能排除血管壁上的脂肪,从而减少血液里胆固醇的含量。

2 肥胖

饮食过盛是导致肥胖的重要原因,如何才能减少进食量呢?玉米、豆类、燕麦、荞麦中的膳食纤维是对抗饥饿的最佳武器。膳食纤维在肠胃里吸水后,就会使肠胃扩张,从而产生饱腹感,使你不想再进食了。

另外,由于膳食纤维不容易消化,它在肠胃内停留的时间就会延长,从而抑制了糖和脂质的吸收。同时在"不易消化"的帮助下,通过肠道不断地蠕动,还能够带走大量的食物脂肪,从而达到

减肥的目的。

 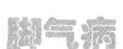 **脚气病**

脚气病主要是因为缺乏维生素 B_1 导致的，而精粮中的维生素 B_1 被破坏较多，食用粗粮则有利于脚气病的治疗。

 **衰老**

皮肤粗糙、皱纹横生，是许多女性朋友不愿看见的，那么如何才能延缓衰老呢？粗粮中的某些营养物质，就能帮助你实现青春永驻的梦想。

甘红薯中含有类似雌激素的物质，燕麦中含有增强活力的多种酶类，玉米含有一种长寿因子——谷胱甘肽，它在硒的参与下，可生成谷胱甘氧化酶。杂粮中的这些营养元素，都能够帮助你延缓细胞的衰老。

 糖尿病

荞麦、大麦、燕麦、黑米、红米、赤小豆、扁豆等粗粮中含有的丰富膳食纤维进入胃肠后，会吸水膨胀呈凝胶状，增加食物的黏滞性，延缓葡萄糖的吸收，并能增加饱腹感，减少糖的摄入，可有效缓解糖尿病病人餐后高血糖状态，减少胰岛素分泌，从而达到控制糖尿病病人血糖的目的。

 中风

常食全谷物早餐、燕麦片、黑面包、麸糠、麦芽、棕色米等粗粮，可使患中风的危险性明显降低。

 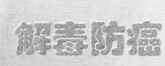 **解毒防癌**

膳食纤维能促进肠道蠕动，缩短毒物如肠道分解产生的氨、酚等及细菌、亚硝胺、黄曲霉素、多环芳烃等致癌物在肠道中的停留时间，减少肠道对毒物的吸收。

膳食纤维有吸水膨胀，使肠内容物体积增大的特性，能对毒物起到稀释作用。另外，膳食纤维还可提高吞噬细胞的活力，并与致癌物质结合，具有解毒防癌的作用。特别值得推荐的粗粮有燕麦、玉米和山芋。如果你是个应酬比较多的人，不妨多吃些粗粮。

粗粮健康又美容

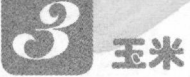

一说到进补，人们往往会想到各种补药或是山珍海味。其实，在我们平时的饮食中也不乏补药，五谷杂粮就是不错的选择。我国中医有"药食同源"的说法，粗粮就可以用来滋补强身，不仅经济实用，而且几乎没有副作用。

常见粗粮的药效作用

 小米

又名粟米，味甘性平，有健脾和胃的功效。脾胃虚热、腹泻、反胃呕吐及产后、病后体虚者应多食用小米。特别是熬小米粥时上面漂浮的黏稠物，称为"米油"，其营养非常丰富，自古有"米油可代参汤"的说法。

 燕麦

具有高蛋白低碳水化合物的特点，且富含可溶性纤维和不溶性纤维，能大量吸收人体内的胆固醇并排出体外。另外，燕麦中含有的高黏稠度的可溶性纤维，能延缓胃排空的时间，增加饱腹感，从而达到有效控制食欲的目的。肥胖人群如果能够经常食用燕麦，就可以轻轻松松地实现减肥瘦身了。

3 玉米

味甘性平，具有健脾利湿、宁心活血、开胃益智的作用。玉米油中含有的

亚油酸能防止胆固醇向血管壁沉淀，能有效预防高血压、冠心病。

此外，玉米还有利尿和降血糖的功效，适合糖尿病患者食用。科学家还发现，常吃玉米能增强记忆力，玉米中所含的黄体素和玉米黄质还能预防老年人眼睛黄斑性病变的发生。

 **高粱**

味甘性温，有健脾益胃的功效。如果孩子经常消化不良，食用高粱就可以改变这种症状。取高粱入锅炒香，去壳磨粉，每次取 2~3 克调服。但需要注意的是高粱属于温性食物，含具有收敛止泻作用的鞣酸，便秘者不适合食用。

 薏米

又叫苡米，它所含的蛋白质比米、面要高很多，而且容易被人体消化吸收，对胃肠造成的负担较小，有利于增强体质。

薏米味甘淡，性微寒，有补肺、健脾、清热、利湿的作用，在对抗肿瘤、增

强免疫力、降血糖等方面有一定的功效。薏米中含有的薏苡素还有一定的美容功效,爱美人士不妨多吃。

6 黄豆

性平味甘,有健脾益气的功效,脾胃虚弱的人可以经常食用。用黄豆做成的各种制品对人体也是非常有益处的,比如豆腐可宽中益气、清热散血,尤其适宜外感风寒、咽喉肿痛者食用。

7 芝麻

有黑白两种,食用以白芝麻为好,补益则以黑芝麻为佳。古代养生学家陶弘景这样评价芝麻:"八谷之中,唯此为良"。芝麻中含有大量的脂肪和蛋白质,还有糖类、维生素 A、维生素 E、卵磷脂、铁、钙、镁等营养成分。

其中维生素 E 能防止过氧化脂质对皮肤的危害,防止各种皮肤炎症的发生;亚油酸有调节胆固醇的作用。另外,芝麻还具有养血的功效,可以改善皮肤干枯、粗糙的状况,令皮肤细腻光滑。身体虚弱、高脂血症、高血压病、老年哮喘、肺结核,贫血以及荨麻疹者可以常食。但患有慢性肠炎、便溏腹泻者忌食。

粗粮健康又美容

15

粗粮的品种有很多,如燕麦、荞麦、小米、玉米、红薯、马铃薯、芝麻、黄豆、红豆、绿豆等。这么多粗粮品种,我们该如何选择呢? 哪种更适合自己呢? 要想吃对粗粮,首先应该了解自己,看看自己缺乏哪种粗粮。

不同人群对粗粮的需求

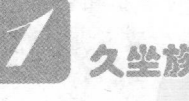 **久坐族**

现在人们的生活、工作变得越来越便捷,一个电话,一顿美味食物就端到眼前了;一个邮件,异地的生意就谈成了;就连上街购物都省了,网上购物已经成为一种潮流了。但是这也给人们的健康带来了不小的影响,最为突出的问题就是便秘这种说不出的烦恼。

如果你属于久坐一族,那么你的主食中就应该增加点红薯的成分了。红薯又称番薯、地瓜,性温,味甘,具有补虚、益气、健脾之功效,对缓解便秘也是非常有效的。因为红薯中含有较多的淀粉和维生素,在肠内可吸收大量水分,增大粪便的体积,有利于粪便及时排出体外。如果你有便秘的烦恼的话,那就常吃点红薯吧。

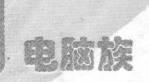 **电脑族**

俗话说,眼睛是心灵的窗户,可现在随着电脑的普及,人们在电脑前的时间越来越长,这扇"窗户"长期得不到有效的呵护,自然就会出现眼睛干涩、看不清物体、酸胀疲劳等症状。要防止这些症状出现,除了需要适宜的光线和充足的休息外,给眼睛"补充营养"也是必不可少的,芝麻就是其中之一。

芝麻自古就被认为是强壮益寿的食品,有"坚筋骨,明耳目,耐饥渴,延年益寿"之说。芝麻性平、味甘,具有养血明目、润肠通便、滋补肝肾、益脑生髓等功效,可用于肝肾亏损、视物模糊、眼睛干涩等症。

现代研究也发现,芝麻含有的蛋白质含量多于肉类,含钙量是牛奶的2倍,还含有 A、D、E 及 B 族维生素,这些都是维护眼睛功能正常的重要物质,尤其芝麻含有丰富的油酸、亚油酸及甘油酸,常吃能使眼睛明亮有神。

3 消化不良的人

消化不良的人最好少吃粗粮,即使是吃,也要讲究方法、技巧。由于粗粮的体积较大,且不容易消化,很容易造成反酸。所以,消化不好的人应该吃一些经过较细加工的粗粮,如玉米面、荞麦面、小米面等，而不要吃未经加工的粗粮，如玉米等。另外，最好是将荞麦面、玉米面等各种谷物混合在一起蒸成发糕以后再食用，这样更利于消化。

需要特别注意的是，在疾病没有全部治愈之前，病人是不宜吃粗粮的。特别是有慢性胃炎，如浅表性胃炎、萎缩性胃炎的患者，由于患者体内分泌的胃酸减少，所以吃完粗粮后很难消化，导致食物在胃中滞留的时间过长，从而容易影响肠胃运动。

 **孕妇**

很多人都存在这样一个误区：孕妇一定要吃高营养的食物，如鸡汤、排骨汤等。其实，孕妇的膳食也应该粗细搭配、荤素搭配，不能吃得过精，从而造成某些营养元素吸收不够。粗粮也是孕妇不可缺少的营养素之一。

玉米对孕妇来说是非常好的粗粮。玉米富含镁、不饱和脂肪酸、粗蛋白、淀粉、矿物质、胡萝卜素等多种营养成分；玉米的胚芽及花粉富含天然的维生素E，常吃可以增强体力及耐力，有效地防治"妊娠巨幼红细胞性贫血"；就连玉米须都是好东西，用其煎水代茶饮，有利尿、降压、清热、消食、止血、止泻等功效，可用于防治妊娠高血压综合征。

此外，现代人常感到疲劳，也与B族维生素缺乏有一定的关系。经常吃些粗粮可有效补充B族维生素，它是消除疲劳必不可少的营养素。

粗粮健康又美容

17

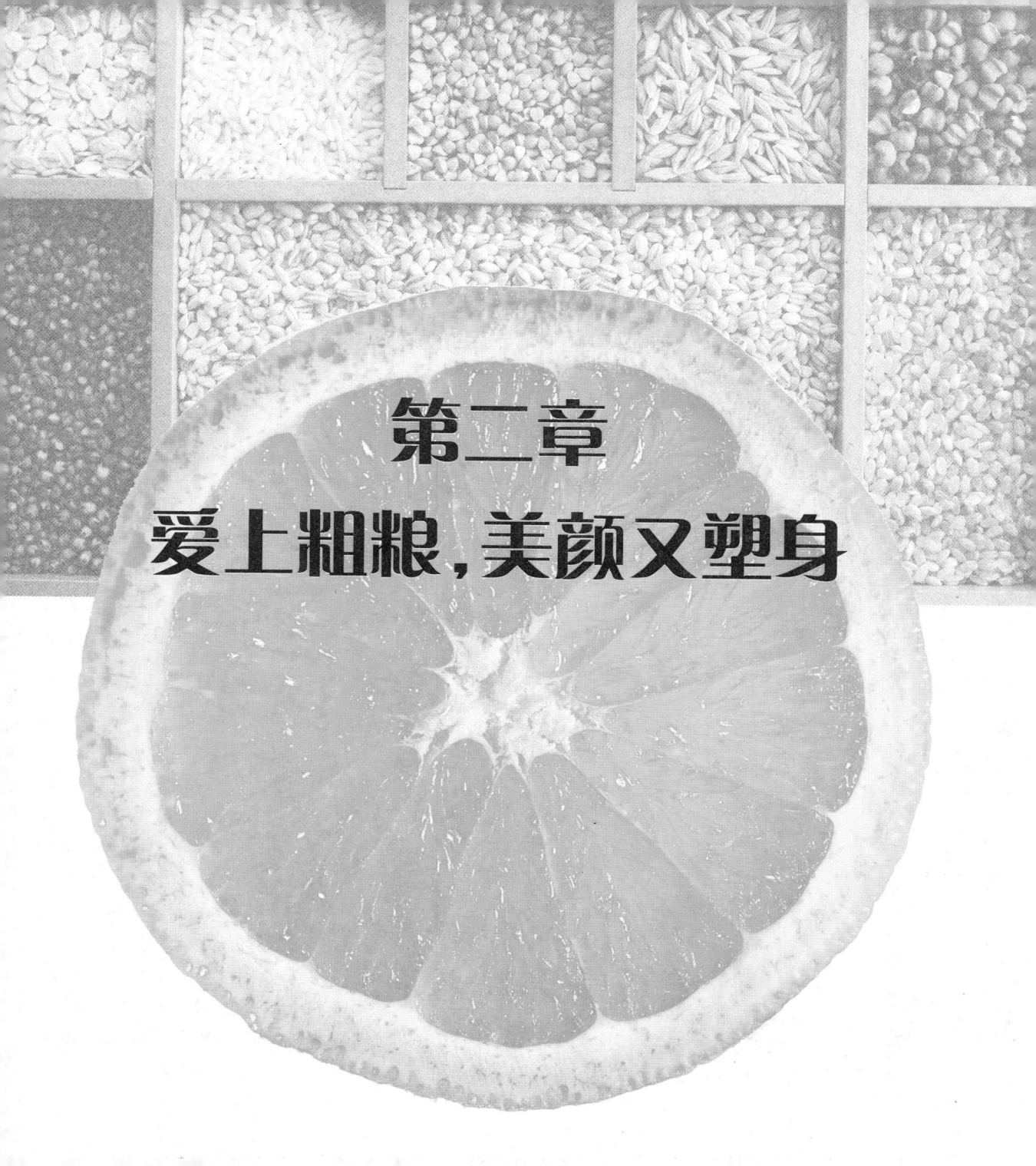

第二章
爱上粗粮，美颜又塑身

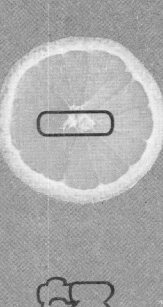

一
轻
松
做
回
「
白
雪
公
主
」

庄子曰:"肌肤若冰雪,绰约如处子。"皮肤是女人身体的本色,也是女人最华丽的内衣。细腻、光滑、有弹性的皮肤是每个女人梦寐以求的美丽标准,肤如凝脂,更是女人皮肤中的极品。

拥有一身完美皮肤的女人无疑是优雅的,即使长相普通,也会得到格外的怜爱,所谓"一白遮百丑"嘛,那么如何才能拥有这么好的肌肤呢?

使用高级化妆品是一个不错的办法,但是又不能保证娇嫩的肌肤不被化学品"侵害",更何况经济不宽裕的人们需要捂紧钱袋子了呢。

那就看看下面简单、实用的小方法吧,不仅不会耽误你多长时间,而且还能让你在轻松的享受中慢慢变漂亮,何乐而不为呢!

美丽DIY——粗粮细妆容

1 燕麦酸奶面膜

精选材料:燕麦片 50 克,酸奶半杯,柠檬 1 个,蜂蜜 10 毫升。

制作步骤:将柠檬洗净去皮,榨汁备用;将酸奶和燕麦片放入器皿中混合均匀。

在器皿中加入柠檬汁,混合搅拌成糊状,即可。

使用方法:每周使用 1 次,洗完脸之后,取适量面膜在脸部轻轻划圈按摩,按摩 3 分钟后用清水洗净,注意避开眼部及唇部肌肤。

适用人群:混合性、油性皮肤人群适用。

美丽功效:燕麦富含丰富的维生素、微量元素,具有高效的保湿和补水作用。燕麦抗衰老的功能也不可小视,又添加了酸奶和柠檬的美白作用,用完会感觉到皮肤白滑细嫩,很滋润。

美丽啰唆:燕麦片需要先研磨成细小的颗粒,以防止皮肤受到伤害。柠檬则要依据肤质添加,敏感肤质的人应少量添加或不添加。

2 蜂蜜牛奶薏米面膜

精选材料:薏米 150 克,新鲜牛奶适量(以脱脂牛奶为佳),蜂蜜少量。

制作步骤:把薏米洗干净后放在一个锅里,放些矿泉水泡三个小时。

把锅放到炉子上,煮沸后开小火再煮 10 分钟关火,煮烂一点更好。

把锅里煮好的薏米水倒入一个容器里,最好是能封闭的容器,放进冰箱冷藏。薏米可以吃掉或做其他处理都可以。

使用方法：需要用时，从冰箱里取出，找一个干净的小碗，倒一点薏米水，一点牛奶，一勺蜂蜜，搅拌均匀；

把面膜纸放到上面那些搅拌好的水里，浸透。

把面膜纸放到脸上敷 20 分钟，然后拿掉面膜纸。

适用人群：适合任何肤质的人群。

美丽功效：能美白肌肤，使皮肤光泽细腻。

美丽啰唆：如果嫌煮薏米仁麻烦的话，可选用薏仁粉。将薏仁粉与绿豆粉加纯水调成糊状，清洁面部后敷于脸上，具有美白瘦脸的功效。也可将薏仁粉和绿茶粉加纯水调成糊状，清洁面部后敷于脸上，可收缩肌肤，有助于养颜润，还具有杀菌作用，对粉刺化脓也有特效。

③ 土豆美白面膜

精选材料：土豆 2~3 颗，鲜奶 50毫升，面粉适量。

制作步骤：将土豆洗净并去皮切块，放进榨汁器中榨汁，汁水盛入干净的容器中。

在容器中倒入新鲜牛奶并拌入面粉，制成糊状即可。

使用方法：将混合好的面膜敷于脸上，20 分钟后用清水洗净。

适用人群：适合任何肤质的人群。

美丽功效：土豆中含有丰富的维生素，可以促进皮肤细胞生长，保持皮肤光泽，漂白皮下黑色素。

美丽啰唆：此款面膜最适合夏天使用，因为夏天紫外线强，皮肤很容易晒黑，这款面膜可以有效美白嫩肤。

④ 槐花玉米须麸皮面膜

精选材料：槐花 3 克，玉米须 10克，麸皮 25 克，水 500 毫升。

制作步骤：将槐花、玉米须和麸皮一起置于锅中，加水煮沸后再煮 5分钟，过滤取汁。

使用方法：待药液温度降至 40℃时，用毛巾蘸取，拍打按摩脸部，15 分钟后洗净。每周使用 2~3 次，连续 5 周。

适用人群：适合任何肤质人群。

美丽功效：有效增白，柔滑肌肤。

美丽啰唆：也可以将药液浓缩后，加些面粉调匀敷面，这样效果也是不错的哦。

⑤ 山药僵蚕面膜

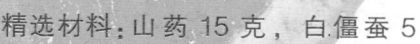

精选材料：山药 15 克，白僵蚕 5克，白芍 10 克，蜂蜜、矿泉水各适量。

制作步骤：先将山药、白僵蚕、白芍研成细粉末，过筛后储存在干净的玻璃瓶中备用。

将蜂蜜与矿泉水按 5:1 稀释，取适量药粉，与蜂蜜水调成糊状即可。

使用方法：用专用的软毛刷蘸取面

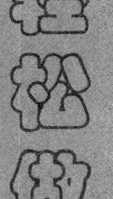
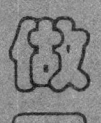
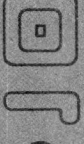
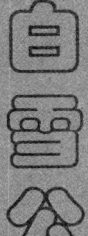
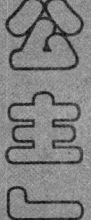

轻松做回「白雪公主」

膜,避开眼睛、嘴唇均匀涂抹在脸上,八分干时洗净即可。

适用人群:适合任何肤质人群,但对山药过敏的人群应谨慎使用。

美丽功效:白僵蚕中含有蛋白质、脂肪,与营养丰富的山药搭配制成面膜,能加强增白肌肤的功效。

美丽啰唆:有人对山药比较敏感,用手刮山药皮会发痒。可以在洗手盆中倒入少量食醋,浸泡双手5分钟,泡完后再用火烤,这样可以破坏山药皮上导致手痒的皂角质。

6 豆腐酵母面膜

精选材料:豆腐50克,酵母粉15克。

制作步骤:将豆腐放在碗中捣碎,然后加入酵母粉,调成糊状即可。

使用方法:将少量面膜用指腹均匀涂敷于脸上,避开眼及唇部四周,以打圈的方式由里向外按摩。5分钟后再把剩余面膜均匀涂于脸上,敷15分钟后用清水洗净。

适用人群:适合任何肤质人群。

美丽功效:能有效嫩白肌肤,平衡脸上水油成分,促进毛孔收缩,使肌肤细腻,并有效阻止粉刺的产生。

美丽啰唆:将做好的面膜静置12小时,让豆腐和酵母粉充分融合,隔日使用,效果会更好。

（一）　薏米美白

推荐理由:薏米对紫外线有吸收能力,其提炼物加入化妆品中还可达到防晒和防红紫外线的效果,所以常吃薏米能有效增白,亮丽肌肤。

红豆薏仁汤

精选材料:红豆 100 克, 薏仁 200 克,水 1000 毫升,冰糖适量。

制作步骤:①红豆和薏仁分别洗净泡软。②将薏仁先放进水中熬煮,待水煮沸后,转小火再熬煮 20 分钟。③接着加入红豆熬煮 30 分钟,等到红豆及薏仁熟透后,加入少许的冰糖调味。

薏仁牛奶

精选材料:薏仁 150 克、鲜奶 300 毫升、冰糖适量。

制作步骤:①将薏仁洗净泡软,放入电饭锅中蒸熟。②将蒸熟的薏仁加上鲜奶,以小火慢煮至沸腾。③再加入少许的冰糖调味即可。

莲枣薏仁粥

精选材料:薏米 150 克, 莲子 50 克,枣(干)10 克,冰糖 15 克。

制作步骤:①薏仁淘洗干净,用冷水浸泡 3 小时,捞出,沥干水分。②莲子去心,洗净;红枣洗净去核。③锅中加入约 1000 毫升冷水,放入薏仁,用旺火烧沸。④加入莲子和红枣,一起焖煮至熟透;调入冰糖,稍煮片刻,即可盛起食用。

（二）　大豆美白

推荐理由:大豆为高蛋白、低脂肪、低胆固醇食品,含有多种维生素,能有效增白皮肤。

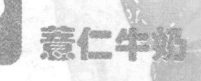

翡翠杞玉豆腐

精选材料:枸杞子 12 克,玉竹 10 克,油菜心 400 克,嫩豆腐 250 克。

制作步骤:①油菜心去根洗净,用刀切十字形。②豆腐切成 6 厘米见方小块。炒锅放水 1000 毫升,待沸后倒入豆腐块,加盐 3 克,焯 3 分钟捞出。③锅内加少量植物油,油温五成热时,下油菜心稍炒,加水,盐 2 克,沸 5 分钟,捞出后将菜叶朝外,码在盘中。④锅中加清汤、枸杞子、玉竹,煮沸 6 分钟,加入豆腐、盐、味精,沸 3 分钟,用湿淀粉勾芡,淋在盘中即可。

粗粮健康又美容

 **黑白凤爪汤**

精选材料：黑大豆 150 克，鸡爪 300 克，白薇 20 克。

制作步骤：①将黑豆拣去杂质，用清水浸泡 30 分钟，备用；鸡爪洗净，放沸水锅中，烫透取出过水。②白薇用纱布包裹后，扎紧。③锅中放水，加入黑豆、白薇及鸡爪，用大火煮沸，撇去浮沫，加入料酒后，改小火烩至黑豆、鸡爪均酥，加盐、味精调味即可。

（三） 山药美白

推荐理由：山药含有丰富的蛋白质、钙、铁、磷和维生素 B、维生素 C，具有强壮身体、滋养脾肺的功能，对改变肤色也非常有帮助。

 **山药莲子增白糕**

精选材料：白莲子、白扁豆、白茯苓、淮山药各 50 克，白菊花 15 克，面粉 250 克，白糖适量。

制作步骤：①将白莲子、白扁豆、白茯苓、淮山药、白菊花打成粉，与面粉拌匀，加清水和成面团。②将面团铺平切成菱形方块，上蒸笼蒸 30 分钟即可食用。

 山药美白汤

精选材料：鸡腿 1 只，新鲜山药 500 克，玉竹 15 克，白芷 15 克，枸杞 15 克，生姜片 2 片。

制作步骤：①鸡腿洗净切块。②将 600 毫升水注入锅中煮开后，放入生姜片及切块鸡腿煮滚去血水；取出鸡腿用冷水冲洗干净。③将 1500 毫升水注入锅中煮开后，放入鸡腿煮 10 分钟，加入其他材料，用小火煮 30 分钟即可。

轻松做回「白雪公主」

很多人都喜欢吃山药，它不仅口感好，而且还有美白功效，但是我们从菜市场买的山药往往不尽如人意，味道大打折扣。现在，就教你一招挑选新鲜山药的方法：

山药的表皮是挑选的重点，表皮光洁无异常斑点，才可放心购买。如发现异常斑点绝对不能买，因为它已经感染病害，食用价值降低了。

还有些商贩用木薯来冒充山药，关于辨别真假干制山药也是有窍门的：

 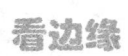**看"心线"**

山药干片中间无心线，而木薯片中间有心线，虽然心线很小，但认真观察，一般都能看出来。有的商贩会把木薯片削得很薄，晒干后，心线往往会掉出去，但心线掉了之后，会留下一个小洞。如中间有小洞，则是木薯片了。

看边缘

山药的皮非常薄，削片前都会被削干净；而木薯皮比山药皮要厚。一些拇指般大小的木薯，因为太小，剥皮比较麻烦，商贩们往往不会去剥皮。所以，木薯削成干片后，边上就会存留着厚皮。有厚皮者则必是假山药了。

用手摸

山药干片含淀粉很多，用手摸上去非常细腻，会有较多的淀粉粘在手上。木薯虽然含淀粉量也很大，但它的粗纤维比山药要多，用手摸上去感觉比山药粗糙，留在手上的淀粉也较少。

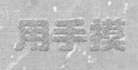

粗粮健康又美容

25

二　水嫩肌肤·滑不留手

"女为悦己者容",每个女人都喜欢自己能拥有婴儿般的肌肤,水嫩、润滑,让心爱的人爱不释手。特别是经常暴露在外的脸更是不可小视,它就如同女人的一张名片。于是,许多执着于美丽的女人们都愿意花上大把的金钱和精力去打造这个"名片",希望它更精致。

可是,费了很大的工夫,肌肤也无法实现婴儿般的水嫩,女人们有些着急了,望着琳琅满目的护肤品不知所措。其实,水嫩肌肤可不是完全靠化妆品打造出来的,水嫩肌肤靠的是内外兼补,试试粗粮怎么样?

有些质疑是吧?没关系,看过、试过才知道。看看下面的粗粮美容法吧,也许你会在不经意间爱上它呦。

美丽 DIY——粗粮细妆容

1 鲜奶土豆保湿面膜

精选材料:鲜奶 100 毫升,土豆 1 个,鸡蛋 1 个。

制作步骤:①将土豆洗净,去皮,磨碎后放入玻璃器皿中。②鸡蛋用过滤勺分离蛋清与蛋黄,取蛋黄和磨碎的土豆混匀,加入鲜奶,用搅拌棒或筷子将土豆、蛋黄、鲜奶搅拌成糊状。③稍微加热后继续搅拌均匀。

使用方法:将鲜奶土豆保湿面膜轻轻涂敷在脸上,15 分钟后用温水洗净。

适用人群:适用于干性肤质。

美丽功效:保湿、滋润皮肤。

美丽啰唆:如果你的肤质比较敏感的话,不妨用熟土豆做面膜,这样效果会更好。

2 苹果玉米粉水嫩面膜

精选材料:苹果一小块,玉米粉 3 大匙,纯净水适量。

制作步骤:①将新鲜苹果和少量纯净水一起放入榨汁机中,榨取汁液。②用无菌滤布将苹果渣滤掉,留下汁液。③将玉米粉加入汁液中,调匀成糊状即可。

使用方法:使用前,把脸洗净,用专用的软毛刷蘸取面膜并避开眼、唇四周涂抹,待脸上的面膜干燥后,用温水洗净即可。

适用人群:任何肤质的人群。

美丽功效:补充皮肤所需的营养与水分,使肌肤柔嫩、细致。

美丽啰唆:也可以将苹果磨成泥状,加上蛋黄及面粉搅拌均匀,这样做的保湿效果也是不错的,而且更简单方便。

 ## 豆腐蜂蜜补水面膜

精选材料:南豆腐一小块（就是超市里卖的,白白、软软的那种）,少量蜂蜜、面粉以及纯净水。

制作步骤:①取两大勺南豆腐,然后加入适量蜂蜜,拌匀,越碎越好。②放一些面粉,不要太多,然后加适量的纯净水,拌均匀,不要太稀。

使用方法:将面膜均匀涂抹到脸上,保留15分钟,然后用温水洗净皮肤。

适用人群:任何肤质的人群。

美丽功效:补水保湿。

美丽啰唆:面膜保留在脸上的时间不能太长,不然干掉的面膜会把水分全吸走,其效果就会不尽如人意了。

 ## 黄瓜土豆保湿面膜

精选材料:黄瓜1根,土豆半个,面粉适量,纯净水少许。

制作步骤:①黄瓜洗净后去尾,土豆去皮。②将黄瓜、土豆和纯净水放入榨汁机中,榨取汁液。③用无菌滤布将汁液中的残渣滤掉,留取汁液。④将面粉加入汁液中,边加入边搅拌,调成糊状。

使用方法:将面膜轻轻涂在脸上并慢慢按摩,过10分钟后,用清水洗掉即可。

适用人群:任何肤质的人群。

美丽功效:防止皮肤干燥,为肌肤补充水分,持久滋润、保湿肌肤。

美丽啰唆:建议大家在做这个面膜时,最好把黄瓜皮也去掉,因为黄瓜皮中可能残存着部分农药,对敏感的皮肤造成伤害。

 ## 双粉玉浆嫩白面膜

精选材料:薏仁粉1大匙,珍珠粉少许,蜂王浆1大匙,鸡蛋1个。

制作步骤:①将鸡蛋打入碗中。②将薏仁粉、珍珠粉、蜂王浆一同加入碗中,充分搅拌均匀即可。

使用方法:洁面后,用面膜刷将本款面膜均匀地涂在脸上,避开眼部及唇部,约15分钟后,用清水彻底清洗干净即可。

适用人群:干性肤质人群。

美丽功效:使干燥的肌肤细腻,保持肌肤湿润。

美丽啰唆:在做这个面膜时一定要记得加入珍珠粉。虽然珍珠粉本身对美容不会有太大作用,但是它起着导管的作用,可以把营养物质送进去,再把杂质从皮肤中导出来。

美丽 DIY——粗粮细吃

(一) 海带润肤

推荐理由:海带是一种粗纤维蔬菜,味咸、性凉,具有清热解毒、消炎软坚、活血化瘀、养阴润肤的功效。

1 芝麻海带

精选材料:海带 250 克,熟芝麻两匙、料酒、油辣椒各一大匙、盐适量。

制作步骤:①海带切宽条,在沸水锅中煮软。②锅中放油烧至六成热,将煮软的海带下锅用中火炸 1 分钟。③用漏勺将海带捞起沥干油。④装碗里,放入料酒、油辣椒、盐、熟芝麻,喜欢味精的可放适量味精,拌匀即可食用。

2 海带绿豆粥

精选材料:白米 300 克,绿豆 50 克,干海带丝 50 克,水 500 毫升,盐、明太鱼粉、胡椒粉、芹菜末各适量。

制作步骤:①白米洗净沥干,绿豆洗净泡水 2 小时。②锅中加水煮开,放入白米、绿豆、海带丝略搅拌,待再煮滚时改中小火熬煮 40 分钟,加入盐、明太鱼粉拌匀,撒上胡椒粉、芹菜末即可食用。

3 海带猪腰汤

精选材料:猪腰 2 个、海带 20 克。

制作步骤:①海带泡发洗净,切块;猪腰洗净,切片。②锅内烧水,至水开时放入猪腰余约 3 分钟,以去除腥味。③把用料一起放入煲内加水同煲至熟,加适量精盐调味即可。

(二) 银耳润肤

推荐理由:银耳富含天然植物性胶质,加上它的滋阴作用,经常食用可以有效润肤,保持皮肤水嫩。

1 鲜果银耳

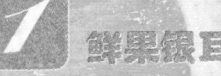

精选材料:银耳 10 克,鲜果 150 克,白糖 150 克,糖桂花 1.5 克,湿淀粉 25 克。

制作步骤:①银耳用水浸发,加水 300 克,上笼蒸至软糯为止。②鲜果切成小丁待用。③锅内放水 40 克,加白糖,用小火略煮,使糖溶解。撇去浮沫,放入银耳与鲜果,煮沸,用湿淀粉调稀勾薄芡,盛入荷叶碗内,撒上糖桂花即成。

二 水嫩肌肤,滑不留手

 **陈皮莲子煲银耳**

精选材料：银耳 10 克，陈皮、干莲子、冰糖各适量。

制作步骤：①银耳泡发去黄蒂洗净撕成小块。②与干莲子、陈皮一起加入足量水煮开转小火慢炖 30 分钟。③加入冰糖再煮 15 分钟，至食材软糯即可。

注意事项：在这道菜中，也可以不加陈皮，但会少了淡淡的清香，而且颜色也不会呈现金黄色。

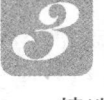 **银耳雪梨薏仁汤**

精选材料：银耳 10 克，雪梨 100 克，薏仁 40 克，蜂蜜 15 克。

制作步骤：①雪梨去皮后切块；银耳加温水泡发半小时；薏仁用温水浸泡 5 小时左右。②锅内放适量水，水开后，放入浸泡好的薏仁，煮 20 分钟。③加入雪梨、银耳再煮 20 分钟，放凉后淋入蜂蜜即可。

（三） 大豆润肤

推荐理由：大豆异黄酮是一种结构与雌激素相似，具有雌激素活性的植物性雌激素，能延迟女性细胞衰老，使皮肤保持弹性，养颜、减少水分流失等。

1 清肠大豆芽豆腐汤

精选材料：黄豆芽 480 克，豆腐 240 克，花生油 10 毫升，盐 3 克，味精 2 克，大葱 5 克。

制作步骤：①将豆芽择去根及烂芽，洗净沥干水分；豆腐切成方丁，放入碗内，用开水烫去豆腥味。②炒锅上火，舀入熟油烧至七成热，放入葱段，炒出香味，再放入豆芽炒至半熟，放入开水适量，用旺火烧 30 分钟。③再放入豆腐丁，用旺火烧 30 分钟，待汤汁乳白时，加入盐、味精，起锅装入汤碗内即成。

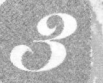 **红枣枸杞豆浆**

精选材料：黄豆 45 克，红枣 15 克，枸杞 10 克，清水 1200 毫升。

制作步骤：①将黄豆浸泡 10 小时。②将红枣洗净去核，枸杞洗净备用。③将泡好的黄豆、红枣和枸杞装入豆浆机网罩内，杯体内加入清水，启动豆浆机，10 分钟左右，豆浆煮熟即可。

3 红枣莲子浆

精选材料：红枣（去核）、莲子肉各 15 克，黄豆 50 克，白糖 50 克，清水适量。

制作步骤：①将黄豆浸泡 10 小时以上。②将莲子肉泡至发软。③将红枣洗净与莲子肉、黄豆一并装入豆浆机网罩内，杯体内加入清水，启动豆浆机，10 分钟左右，豆浆煮熟。④趁热往杯体内加入白糖，搅匀即成；不愿喝甜的也可以不加糖。

粗粮健康又美容

年少的时候,青春痘是一种标志、一种象征,它代表着我们充满朝气,我们正年轻。如今,已经过了青春期的人们再也不会带着自豪去看待痘痘了,更多的是烦恼。无论是男人还是女人,都讨厌这些不速之客。

随着年龄的增长,我们的脸上又会留下很多岁月的痕迹,比如雀斑、黄褐斑、粉刺、痤疮等。那么,如何才能还自己一张"清白"的脸呢?高级的化妆品或许能暂时解决"表面现象",要想从根本上改善"面子问题",不如内外兼修,试试下面的粗粮方法吧。

美丽 DIY——粗粮细妆容

1 红豆粉面膜

精选材料:红豆 10 克,矿泉水适量。

制作步骤:①将红豆打磨成粉。②向红豆粉中加少量矿泉水,调成黏稠膏状即可。

使用方法:将面膜均匀敷在脸上,不宜太厚,10 分钟后洗净即可。

适用人群:任何肤质人群。

美丽功效:清热排毒,防止痘痘产生,并能有效改善暗沉肤色。

美丽啰唆:如果你嫌麻烦,可以去买些红豆粉。如果是自己做红豆粉的话,可以将红豆用水泡一段时间,这样更容易弄碎。

2 绿茶南瓜抗痘

精选材料:绿茶粉 2 大匙,南瓜肉 4 大匙,豆腐少量。

制作步骤:①南瓜洗净,去皮,去子,放在锅里蒸软。②将南瓜、豆腐、绿茶粉一同放进搅拌机中,搅拌成糊状。

使用方法:将面膜均匀敷在脸上,并用指腹轻轻按压,约 15 分钟后,用清水洗净即可。

适用人群:暗哑或有暗疮疤痕的混合性及油性皮肤的人群。

美丽功效:能消除长痘痘后留下的疤痕。

美丽啰唆:如果一次没有用完,可将面膜用玻璃器皿密封,放入冰箱内冷藏,并尽快用完。

3 胡萝卜天然祛痘面膜

精选材料:鲜胡萝卜 500 克,面粉适量。

制作步骤:①取鲜胡萝卜洗净,捣碎。②将捣碎的胡萝卜泥及其汁液,加

三 祛斑除痘,美丽不留痕

入面粉再捣成泥,这样面膜就做好了。

使用方法:将胡萝卜泥敷于脸部,隔日一次,每次 10 分钟即可,敷过后用清水洗脸。

适用人群:任何肤质的人群。

美丽功效:有祛除青春痘、化斑痕、疗暗疮的功效。

美丽啰唆:若能多吃些胡萝卜,内外兼治更好。若单用胡萝卜捣泥黏性好,涂在皮肤不易掉,也可不用面粉。另外,用些胡萝卜榨汁洗脸效果也是很好的。

 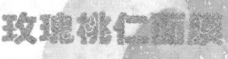

4 玫瑰桃仁面膜

精选材料:核桃仁 10 克,面粉 10 克,干玫瑰花 10 克。

制作步骤:①核桃仁打磨成粉,加入面粉,再调入水,充分混合。②在核桃仁糊中加入玫瑰花瓣,放在炉火上以小火煮至玫瑰软化,面糊呈粉红色即可。

使用方法:待面膜温度降下来之后,将面膜均匀涂在脸部,30 分钟后洗干净。

适用人群:任何肤质的人群。

美丽功效:美颜淡斑。玫瑰具有活血的作用,还能抑制黑色素的产生。

美丽啰唆:市场上也有专门卖核桃粉的,为了省事,也可以直接购买,不用将核桃仁磨成粉,这样也会减少浪费的。

5 红酒蛋清面膜

精选材料:米粉 50 克,红酒 30 毫升,鸡蛋 1 个。

制作步骤:在米粉中倒入红酒 30 毫升,搅拌成糊状,打入一份鸡蛋清一起搅匀即可。

使用方法:迅速将面膜敷在脸上,当面膜慢慢变干时,用清水清洗。

适用人群:任何肤质的人群。

美丽功效:长期使用,雀斑明显减淡。

美丽啰唆:在打入蛋清时,要防止蛋清起太多的泡沫。还有,将面膜做好后,一定要迅速敷于全脸。

6 山药番茄深层祛斑面膜

精选材料:番茄粉 1 匙、山药粉 1 匙、矿泉水适量。

制作步骤:将番茄粉、山药粉混合在一起,缓缓加入矿泉水搅拌,直到搅拌均匀为止。

使用方法:将该面膜均匀敷在脸上,15 分钟后用温水洗净。

适用人群:任何肤质的人群。

美丽功效:长期使用能有效祛斑,并有一定的增白功效。

美丽啰唆:本面膜性质温和,祛斑效果非常好,特别适合 25 岁以上的女性朋友。

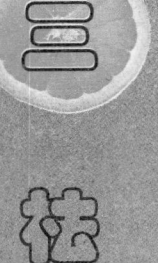

美丽DIY——粗粮细吃

（一）芹菜排毒法

推荐理由：芹菜具有清热解毒、健胃平肝、化痰下气、祛风利湿、利水通淋等功效。常吃芹菜有助于排毒，还能防止痘痘、雀斑生成。

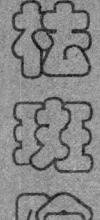 **芹菜叶炒冬菜**

精选材料：嫩芽冬菜100克，芹菜叶150克，生姜丝10克，川盐、调和油、蘑菇鸡精各适量。

制作步骤：①芹菜叶洗净；嫩芽冬菜洗净，切成丝。②炒锅内放调和油烧至五成热，下川盐、嫩芽冬菜丝、生姜丝、芹菜叶、蘑菇鸡精，炒至熟，起锅。

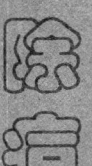 **芹秆烩魔芋**

精选材料：魔芋豆腐400克，芹菜秆120克，色拉油、川盐、高汤、平菇、鸡精各适量。

制作步骤：①魔芋豆腐切成条，投入沸水锅中焯水后，捞入清水中漂2小时。②芹菜秆洗净，切成寸段；炒锅内放色拉油烧热，下魔芋豆腐、平菇、鸡精、川盐、高汤，烧至入味，汁少量时，放芹菜秆烩至断生，起锅。

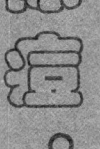 **芹菜炒豇豆**

精选材料：嫩长豇豆150克，芹菜秆100克，生姜丝10克，花生油、川盐、野山珍鸡精各适量。

制作步骤：①芹菜秆洗净，切成寸段。②嫩长豇豆洗净，去两头，切成寸段。③炒锅内放花生油烧至五成热，下豇豆、生姜丝、川盐合炒至断生，放芹菜秆和野山珍鸡精，炒至熟，起锅。

（二）冬菇排毒法

推荐理由：冬菇味甘，性凉，有益气健脾、解毒润燥等功效。现代医学研究认为，冬菇含有多糖类物质，可提高免疫力和排毒能力，促进新陈代谢及加强体内废物排泄，是排毒健身的最佳食用菌。

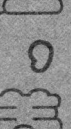 **莴笋炒冬菇**

精选材料：嫩莴笋150克，新鲜冬菇100克，胡萝卜10克，蒜10克，盐5克，味精2克，白糖1克，蚝油3克，熟鸡油1克，湿淀粉适量。

制作步骤：①嫩莴笋去皮切菱形片，冬菇去蒂洗净，胡萝卜去皮切菱形片，蒜切片。②烧锅加水，待水开时投入冬菇，放入蚝油，用小火煨透，倒出待用。③另烧锅下油，放入蒜片炝锅，加入莴笋片、胡萝卜片炒至快熟，加入冬菇，放入盐、味精、白糖，用中火炒透入味，再用湿淀粉勾芡，淋入熟鸡油即可。

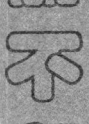 **冬菇木耳焖饭**

精选材料：大米100克，水发冬菇

8个,黑木耳适量,油、盐、鸡精、黑胡椒少许。

制作步骤:①把冬菇和黑木耳用水泡发。②待冬菇和黑木耳发好后,将大米洗净,蒸熟。③将冬菇切成小丁,黑木耳切成末。④在油锅中倒入少许油,将冬菇丁和黑木耳末炒熟,加入适量盐和鸡精。⑤米饭煮熟后,把炒好的冬菇丁木耳末倒入饭中,再加入适量盐和黑胡椒粉,拌匀,再继续把饭焖5分钟就可以了。

注意事项:在蒸饭的时候滴入一两滴白醋,米饭会更加可口。如果你的口味比较重,也可以在炒冬菇丁和黑木耳的时候加入一点老抽酱油,看上去颜色会更诱人。

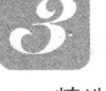 **双菇苦瓜丝**

精选材料:苦瓜150克,冬菇100克,金针菇100克,姜、酱油、糖、香油适量。

制作步骤:①将苦瓜顺丝切成细丝,姜切成细丝。②冬菇浸软切丝,金针菇切去尾端洗净。③油爆姜丝后,加入苦瓜丝、香菇丝及盐,同炒至苦瓜丝变软。④将金针菇加入同炒,放入调味料炒匀即可食用。

(三) 绿豆排毒法

推荐理由:绿豆味甘,性凉,有清热、解毒、祛火之功效,是我国中医常用来解多种食物或药物中毒的一味中药。常食绿豆能帮助排泄体内毒素,促进机体的正常代谢,防止皮肤痒、暗疮、痱子等症状,是排毒养颜的佳品。

 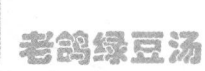 **老鸽绿豆汤**

精选材料:老白鸽两只,绿豆100克,生地、蜜枣适量。

制作步骤:①老鸽去头及颈部。②将老鸽、绿豆分别洗净,共放入汤煲内,加入生地、蜜枣,大火煲滚后转中火煲3小时,调味后即可。

② 绿豆南瓜汤

精选材料:绿豆50克,老南瓜500克,食盐少许。

制作步骤:①绿豆用清水洗净,趁水气未干时加入食盐少许搅拌均匀,腌制数分钟后,用清水冲洗干净。②南瓜去皮、瓤,用清水洗净,切成2厘米见方的块待用。③锅内加水500毫升,烧开后,先下绿豆煮沸2分钟,淋入少许凉水,再煮沸,将南瓜入锅,盖上锅盖,用文火煮沸约半个小时,至绿豆开花,加入少许食盐调味即可。

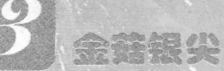 **金菇银尖**

精选材料:绿豆芽100克,金针菇100克,植物油5克,葱花、精盐、味精各少许。

制作步骤:①绿豆芽、金针菇分别去根,洗净。②锅中放些清水,煮沸后,将绿豆芽、金针菇投进去焯一下,沥干水分,待用。③炒锅上火,将植物油烧七成热,投入葱花炒出香味,熄火,放入绿豆芽、金针菇、精盐、味精,拌匀即可。

随着时间的流逝，岁月就像一把刀，在我们曾经年轻的脸上刻下一道道年轮。不知从何时起，眼角开始出现一道道鱼尾纹，它好像时刻在提醒我们，我们的皮肤正在一天天老去。有时对着镜中的自己，真有些害怕，害怕脸上会突然布满皱纹，青春一去不复返。

虽然岁月的流逝是谁也无法阻挡的，我们会随着时间慢慢变老，但是我们可以想办法让美丽流逝得慢一点，再慢一点，让我们拥有更多的美丽。你是否还在羡慕与你擦肩而过的年轻美眉，其实，只要你找对方法，照样能拥有和她一样年轻、美丽的肌肤。不信你试试吧。

美丽 DIY——粗粮细妆容

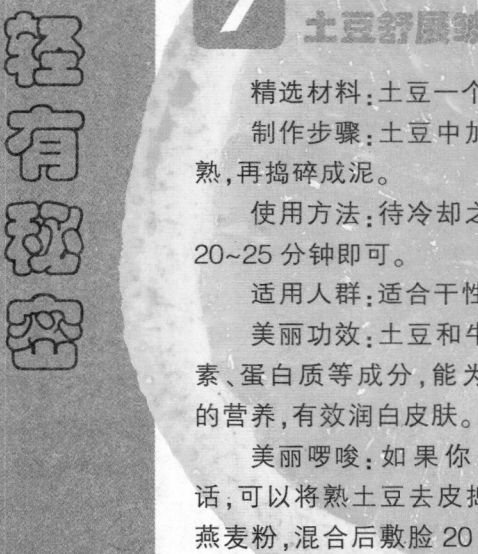

1 土豆舒展皱纹

精选材料：土豆一个，少量牛奶。

制作步骤：土豆中加入少量牛奶煮熟，再捣碎成泥。

使用方法：待冷却之后涂敷在脸上20~25分钟即可。

适用人群：适合干性肤质的人群。

美丽功效：土豆和牛奶中含有维生素、蛋白质等成分，能为皮肤提供充分的营养，有效润白皮肤。

美丽啰唆：如果你是油性皮肤的话，可以将熟土豆去皮捣烂后加入少量燕麦粉，混合后敷脸20分钟，然后再用温水洗掉。

2 香奶麦面膜

精选材料：香蕉6支，鲜奶250毫升，燕麦片200克，葡萄干100克，蜂蜜5克。

制作步骤：①将香蕉等食物一同放入锅内以小火煮熟。②加蜂蜜调匀，压烂调成糊状。

使用方法：每晚睡前用此糊敷脸，第二天清晨用清水洗去即可。

适用人群：适合任何肤质的人群。

美丽功效：有润肤除皱的功效，可营养皮肤防止皮肤细胞老化，使皮肤保持水分。

美丽啰唆：此面膜也可以食用，每天早晚各食用100克。如果你有每天喝酸奶的习惯也是非常好的，也可以取适量酸奶涂在脸上，也有除皱的作用。

3 栗子蹄面膜

精选材料：栗子200克，猪蹄1对，黄酒10毫升，生姜5克，食盐1.5克。

制作步骤：①将鲜猪蹄洗净去毛，用刀划出数条刀口。②将栗子去硬壳，洗

肌肤年轻有秘密

净后与猪蹄同入砂锅,加水适量,大火煮沸后加入黄酒、生姜、盐,再以小火炖至猪蹄一拨即烂就可以了。③取出栗蹄中的浓稠汤汁装瓶,放入冰箱保存。

使用方法:每晚睡觉前,将浓稠汤汁敷涂脸部,第二天早晨用冷水洗去。

适用人群:适合任何肤质的人群。

美丽功效:润泽皮肤,消除皱纹。

美丽啰唆:此浓汤也可以佐餐食用,每周吃2~3次,不仅有美容功效,还可以治疗肾虚腰痛。

 ### 猪皮冻面膜

精选材料:鲜猪皮500克,蜂蜜200毫升,米粉100克,清水500毫升。

制作步骤:①将鲜猪皮洗净去毛,切成小块,放入砂锅,加水;先大火煮沸,再小火煨成浓汁。②加入蜂蜜、米粉搅匀,再煮沸后起锅,冷却后置冰箱保存。

使用方法:睡前用猪皮冻涂敷起皱皮肤,第二天早晨用冷水洗去。

适用人群:适合任何肤质的人群。

美丽功效:有防止皮肤产生皱纹和消除皱纹的功效。

美丽啰唆:也可以把它作为美食,每次吃10~15克,1日3次,同样能防止皱纹产生。

 ### 燕麦柠檬面膜

精选材料:柠檬1个,燕麦粉15克。

制作步骤:柠檬挤压成汁,加入燕麦粉中,拌匀。

使用方法:将面膜静敷20分钟后边按摩边冲洗,去角质效果很好。

适用人群:适合任何肤质的人群。

美丽功效:软化肌肤、润泽、去角质。

美丽啰唆:如在此面膜中加入鲜蛋黄和少量橄榄油,还可以改善皮肤干燥、松弛的现象,使皮肤红润光泽。

 ### 蜂蜜燕麦滋润面膜

精选材料:燕麦粉3茶匙,(可用婴儿麦粉替代),蜂蜜3茶匙。

制作步骤:将燕麦粉与蜂蜜混合,用筷子或汤匙搅拌均匀即可。

使用方法:将调制好的面膜敷于脸上15分钟后,再用温水将脸洗净。用不完的面膜可放在冰箱两周内用完。

适用人群:中干性及敏感性肌肤。

美丽功效:深层滋养肌肤,让肌肤柔软细致。

美丽啰唆:虽然蜂蜜也有滋润皮肤的作用,使肌肤细嫩而柔软,但燕麦比较温和,有去角质和抗过敏的作用。两者同时使用,能强化肌肤防御功能,并具有温和的洁净作用。

 ### 燕麦浴

精选材料:燕麦片100~200克,水2000毫升,牛奶500毫升。

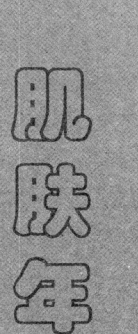

肌肤年轻有秘密

制作步骤:将燕麦片加入水中,煮开,待粥呈黏稠状后倒入浴缸,再加入牛奶即可。

使用方法:用燕麦熬成的汁水洗浴。

适用人群:任何肤质的人群。

美丽功效:有效保湿并减轻皮肤老化,防止紫外线损害,促进皮肤代谢。

美丽啰唆:也可以将燕麦粉放在纱布上,包起来制作一个小麦袋,将小麦包浸湿后,便可用作擦身绵,可擦去身上的污垢,再以清水冲洗。

8 栗皮面膜

精选材料:栗皮粉3匙,优酪乳2匙。

制作步骤:将栗皮粉与优酪乳混合调匀成糊状即可。

使用方法:将面膜涂在脸上,20分钟后将它清洗干净。

适用人群:任何肤质的人群。

美丽功效:镇静肌肤,降低细纹的出现概率,防止肌肤老化。

美丽啰唆:栗子是养颜、保持旺盛精力的补品,外敷内服相配合,美颜效果更明显。将栗皮粉与黑砂糖水混合做面膜有助于提高皮肤弹性;栗皮粉与海草粉末混合,可提供皮肤所需的营养与矿物质。

美丽DIY——粗粮细吃

(一) 芝麻抗衰老

推荐理由:芝麻中含有丰富的维生素E,能防止过氧化脂质对皮肤的危害,防止各种皮肤炎症。芝麻还具有养血的功效,可防止皮肤干枯、粗糙,使皮肤细腻光滑、红润有光泽。

1 芝麻羹

精选材料:芝麻60克,洋葱30克,粳米200克。

制作步骤:①先将芝麻捣烂,炒熟,研细;葱头洗净,切成小丁;粳米淘净。②以上三味混合后放入锅中,用文火慢慢煨至洋葱和粳米烂熟,散发出香气时即可。

2 牛奶芝麻糊

精选材料:黑芝麻200克,粳米100克,白糖250克,牛奶适量。

制作步骤:①黑芝麻洗净沥干,炒香研粉;粳米淘净,浸泡1小时,加水磨成米浆。②锅里加水,下白糖,烧开后,倒入牛奶、黑芝麻和米浆,不断搅动,煮熟即可。

山药芝麻丸

精选材料:黑芝麻 50 克，山药粉 50 克，鸡蛋 3 个，猪肥肉 40 克，白糖 250 克，淀粉 100 克，植物油 100 克。

制作步骤:①肥肉煮熟，捞出凉水稍浸，放入盘内。打入鸡蛋，蛋清、蛋黄分装，鸡蛋清加山药粉、淀粉拌匀后加鸡蛋黄调稠糊。②猪肥肉切成 2 厘米见方的丁，入沸水锅内焯透，捞出，待凉后用鸡蛋糊拌匀。③炒锅上火，放油烧热，肥肉丁逐个放入油锅内炸，蛋糊凝固时捞出。油烧九成热，肥肉丁下锅重炸，至脆酥，沥油后装盘。④锅内入清水、白糖，小火炒至金黄，加入肥肉丁，将锅端起离火，不断翻动，随即撒入黑芝麻，继续炒至黑芝麻都粘在肥肉丁上即成。

(二) 豆腐抗衰老

推荐理由:豆类食品含有一种被称为"异黄酮"的化学物质，是一种有效的抗氧化剂，常吃有助于增强体内的抗衰老能力。

 紫菜豆腐瘦肉汤

精选材料:豆腐 1 块、紫菜 50 克、瘦肉 150 克，料酒、精盐、味精、葱花各适量。

制作步骤:①豆腐切块，紫菜撕成小片洗净，瘦肉切片用盐、料酒、淀粉腌渍。②汤锅加适量清水，下豆腐块和精盐，中火烧开后，加肉片煮 5 分钟，放葱花、紫菜即可起锅。

 番茄豆腐

精选材料:豆腐 1 块，番茄 400 克，淀粉、精盐、味精、白糖、香油各适量。

制作步骤:①将豆腐切块，放入沸水中焯一下捞出，沥干水，入油锅，正反面略煎一下，倒出待用。②番茄洗净，切片，下油锅煸炒，加糖、盐、味精、少量清水。③开锅后将豆腐放入，翻炒一下，用淀粉勾汁，即可出锅。

 鸳鸯豆腐

精选材料:豆腐 400 克，鸡蛋 100 克，豌豆尖 100 克，盐 15 克，味精、胡椒粉各 5 克，大葱、大蒜各 8 克，淀粉 10 克。

制作步骤:①将豌豆尖择取嫩苞洗净用开水烫一下，装于碟中作底菜。②将鸡蛋打入碗中，蛋清、蛋黄各装于一碗;葱洗净切葱花;蒜切碎末。③各取一半豆腐于两个碗中，加适量油、盐、味精、干淀粉搅匀成黄白两种豆腐茸。④将小瓷汤匙洗净抹上油，分别将两种豆腐茸放进汤匙，将装满豆腐的汤匙入笼蒸 10 分钟左右，使其熟透定形;出笼后，取下蒸成形的豆腐放盘中豌豆尖

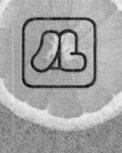
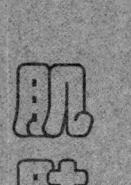
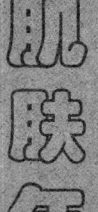
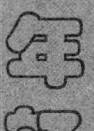
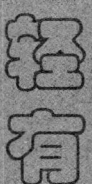
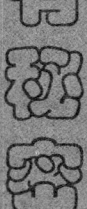

肌肤年轻有秘密

上。⑤炒锅置中火上,下油、味精、盐、胡椒粉、葱花、蒜末、汤及其余调料烧开,勾芡收浓,浇于豆腐上即可。

(三) 栗子抗衰老

推荐理由:中医认为,衰老主要与脾肾两脏功能衰退有关。而栗子味甘,性温,具有养胃健脾,补肾强筋,抗衰老的作用。所以,常吃栗子,可以有效防止衰老过早发生。

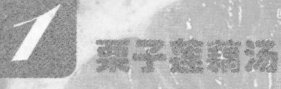

1 栗子莲藕汤

精选材料:莲藕 250 克,栗子 20 个,葡萄干 10 克,糖少量。

制作步骤:①将莲藕表面洗净,皮用刀背刮去薄膜后,切 1 厘米厚的片,藕节须切除;栗子去壳、去膜后备用。②将莲藕、栗子与水一起放到内锅,置炉火上加热至沸后,改中火煮 15 分钟左右,加盖后熄火。内锅再放入焖烧锅焖约 3 小时即可取出。③取出后放入葡萄干及糖,搅拌均匀使糖溶解后即可。

2 鸡脚栗子百合汤

精选材料:新鲜鸡脚 10 只,猪手 1 只,百合 50 克,鲜栗子肉 250 克,莲子 50 克。

制作步骤:①剥去鸡脚附着的黄衣,斩去趾骨,洗净,斩开两段,放滚水中煮 5 分钟,取出过冷水。②烧净猪手上之余毛,洗刮干净,斩开,放滚水中煮 5 分钟,取出过冷水。③栗子肉用滚水烫过,去衣;洗净莲子、百合。④把适量清水煲滚,放入鸡脚、猪手、栗子肉、莲子煲 2 小时,加入百合再煲 30 分钟,下盐调味后即可。

3 栗子羊羹

精选材料:栗子 250 克,红小豆、白糖各 1000 克,冻粉 40 克。

制作步骤:①栗子洗净,略煮后去外皮,再放入锅内煮熟。②红小豆以水浸泡后煮烂,搓去豆皮过筛,再用纱布滤去水分,制成豆沙。③将清水烧沸,加冻粉煮化,加入白糖,再煮沸后滤去渣,与豆沙同煮,边煮边搅,至豆沙黏稠时起锅。④先往方盘中倒入一半豆沙,放上煮好的栗子,再把另一半豆沙倒在栗子上面,待凝固后,切成小长方块即可。

温馨小提示

(一) 冬菇、芹菜也是粗粮

说起粗粮，很多人认为就是玉米粥、高粱粥、玉米窝窝头、黑麦馒头，其实粗粮的范围是很广的，它不仅局限于粮食类，还包括野菜和一些菌类。这些食品都有一个共同特点，就是含有的纤维素比较多。所以，人们常吃的芹菜、山婆婆丁、野苣荬菜、山野桔梗、海带、冬菇、草菇等都属于粗粮。

(二) 如何挑选豆腐

自古以来，国人一直为豆腐的发明而自豪。也许你不知道，南豆腐用石膏，北豆腐用卤水。上等的豆腐，清淡微苦，豆香浓郁，软而不散，营养丰富。那么我们该如何挑选呢？

 **颜色不宜过白**

豆腐的颜色应该略带点微黄，如果过于色白，有可能添加了漂白剂，不宜选购。

 盒内应无空隙

好的盒装内酯豆腐在盒内无空隙，表面平整，无气泡，不出水，拿在手里摇时无晃动感，开盒可闻到少许豆香气。

 买后尽快食用

豆腐本身是高蛋白质的食品，很容易腐败，最好到有良好冷藏设备的场所选购。另外，冷藏豆腐有一定的保存期限，因此在选购时应注意制造与保存时间，并于购买后尽快食用，以免风味流失。

 **仔细检查包装**

当盒装豆腐的包装有凸起，内部产品混浊、水泡多又大，封口有破裂以致失水或缩水等现象时，绝对不可再购买。

粗粮健康又美容

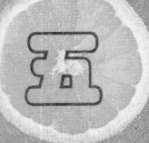

豁达的女人,面对细小的皱纹,可以自嘲地说这是岁月馈赠给我的礼物,但是面对皮肤"松弛",女人却无法找到安慰自己的理由。"松弛"是女人永远解不开的心结、挥之不去的噩梦。

紧致光滑的肌肤,一直都是女性追求完美肌肤的梦想,而实现这一梦想总会出现不少的坎坷。除了"松弛",毛孔粗大也是无法摆脱的阴影。很多人都将粗大的毛孔戏称为"草莓",恼人的"草莓"让许多女性为之头痛,该怎么办呢?

不要灰心哦,现在,就让你体验一次"紧张"的独特快感,让肌肤获得源源不断的电力,"粗粮护肤"献给爱美人士最贴心的礼物。

美丽 DIY——粗粮细妆容

1 绿茶蛋白紧致面膜

精选材料:绿茶粉 2 茶匙,蛋清 4 茶匙,橘子精油 2 滴。

制作步骤:将绿茶粉中滴入橘子精油,再加入蛋清混合均匀成糊即可。

使用方法:将面膜敷在脸上约 10 分钟,以冷水清洗干净即可,每周 1~2 次。

适用人群:适合中至油性肌肤的人群。

美丽功效:可促进肌肤水分排出,消除脸部水肿,紧致肌肤。

美丽啰唆:如果是干性的皮肤,可以将蛋清换成蛋黄或是蜂蜜。这款面膜最适合夏天使用,不仅能为肌肤去除角质并补充优质的水分与养分,而且还能让肌肤感到清清爽爽的。

2 菊花玉米须紧致面膜

精选材料:干燥菊花 2 茶匙,干燥玉米须 1 大匙,水 100 毫升,面膜纸 1 张。

制作步骤:将干燥菊花和玉米须浸入水中,用小火煎煮 2 分钟,剩下一半水时离火,将溶液过滤,取得滤汁放凉后冷藏备用。

使用方法:将面膜纸用冷藏的汁液浸透,敷在脸上约 15 分钟后揭下即可,每天都可使用。

适用人群:适合任何肤质的人群。

美丽功效:去除多余水分,消除脸部的水肿。适合各种肌肤。

美丽啰唆:经常使用这款面膜,还可以清洁排毒,防止皮肤发炎。如果你的皮肤经常有痘痘光临的话,也可以使用这款面膜。

五 略施小技,紧致肌肤

 **荷叶薏仁紧致面膜**

精选材料:荷叶3张,薏仁粉2茶匙,水100毫升。

制作步骤:将荷叶浸入水中,用小火煎煮2分钟,剩下少量水时撤火,取3茶匙滤汁,倒入薏仁粉中搅拌均匀。

使用方法:将面膜敷在脸上约10分钟,以冷水清洗干净即可,每周2次。

适用人群:适合任何肤质的人群。

美丽功效:可促进淋巴循环,消除脸部的水肿,紧致肌肤。

美丽啰唆:如果将薏仁粉、脱脂奶粉各1匙,以及蛋清搅拌成浆状,清洁脸部后,涂于脸部,不仅可以使毛孔变细,而且还能增加皮肤的光泽度。

乌龙茶海藻紧致面膜

精选材料:乌龙茶2茶匙,海藻粉1/2茶匙,面膜纸1张,热水100毫升。

制作步骤:将海藻粉和茶叶倒入热水中,用小火加热到海藻粉溶解,茶水剩下一半时撤去火,将溶液过滤后放凉备用。

使用方法:将面膜纸用放凉的汁液浸透,敷在脸上,注意避开眼和唇部肌肤,约10分钟后揭下,用清水冲洗干净,每周2次。

适用人群:适合任何肤质的人群。

美丽功效:可促进肌肤水分排出,改善脸部水肿,塑造紧致脸型。

美丽啰唆:大家可能对海藻粉还不太了解,其实它对美容也起着功不可没的作用。海藻粉中富含氨基酸和矿物质,可促进肌肤再生并能排除肌肤多余水分和毒素。

粗盐鱼腥草紧致面膜

精选材料:鱼腥草1大匙,粗盐1茶匙,水100毫升,面膜纸1张。

制作步骤:将鱼腥草浸入煮沸的水中,用小火煎煮2分钟,剩下一半水时撤去火,将溶液过滤,加入粗盐,并持续搅拌到粗盐彻底溶解,放凉后备用。

使用方法:将面膜纸用放凉的汁液浸透,敷在脸上,注意避开眼和唇部肌肤,约15分钟后揭下,用清水冲洗干净,每周2次。

适用人群:适合除敏感肌肤外所有的肌肤。

美丽功效:可消除脸部水肿,紧致肌肤。

美丽啰唆:鱼腥草不仅具有帮助排出体内多余水分和毒素的功能,还可消炎杀菌。如果你的皮肤爱发炎的话,不妨也试一试。

粗粮健康又美容

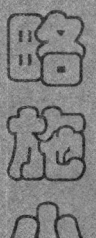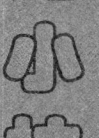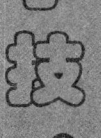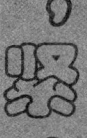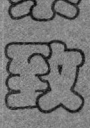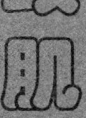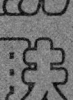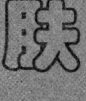

五、略施小技,紧致肌肤

美丽 DIY——粗粮细吃

（一）燕麦紧致面孔法

推荐理由:燕麦具有粒状的组织结构,而且有水溶性和非水溶性的纤维,有很好的吸收性,所以清洁作用很多,能有效清除掉皮肤深层的脏东西。另外,燕麦里的二氧化硅,还有防止皮肤病的作用。

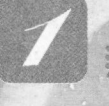 **1　燕麦粳米粥**

精选材料:粳米 100 克,燕麦片 30 克,白糖 10 克。

制作步骤:①将燕麦磨粉;粳米淘洗干净,用冷水浸泡半小时,捞起,沥干水分。②将粳米放入锅内,加入约 1000 毫升冷水,先用旺火烧沸,再改用小火煮。③粥熬至半熟时,将燕麦粉用冷开水调匀,放入锅内,搅拌均匀。待粳米烂熟以后,加白糖调味即可盛起食用。

2　牛奶麦片蜜枣粥

精选材料:牛奶 200 毫升,燕麦片 50 克,蜜枣 30 克。

制作步骤:①蜜枣切小粒。②锅中加清水适量,放入麦片、蜜枣粒;旺火煮沸后,改小火煮成粥。③加牛奶继续煮约 10 分钟即可。

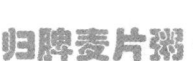 **3　归脾麦片粥**

精选材料:燕麦片 60 克,党参 15 克,黄芪15 克,当归、酸枣仁、甘草、干枣各 10 克,桂枝5 克,桂圆肉 20 克,丹参 12 克。

制作步骤:①将党参、酸枣仁、甘草、黄芪、当归、丹参、桂枝置清水内浸 1 小时。②捞出全部中药,加水 1000 毫升,煎汁去渣。③麦片、桂圆肉、干枣加入药汁中,共煮成粥。

（二）芡实紧致肌肤法

推荐理由:在我国自古就把芡实作为永葆青春活力、防止未老先衰之良物。古医书中说芡实是"食之延年"的粮食佳品。据现代药理研究,芡实中含有美容必需的 A、B、C 族维生素,对刺激皮肤细胞的生长、促进新陈代谢有一定作用。

 **1　桂圆莲子芡实汤**

精选材料:桂圆肉 5 克,莲子、芡实适量。

制作步骤:①将莲子、芡实分别洗净,放入锅内加适量水,以文火煮至将熟。②投入桂圆肉续煮数沸即成。

山药芡实粥

精选材料:山药、芡实各 50 克,粳米 100 克,猪油、精盐各适量。

制作步骤:①将粳米洗净,用少许精盐腌拌,放入沸水中先熬。②把山药、芡实用水稍浸过,去杂质洗净。③将粳米、山药、芡实放入锅内同煮,待粥成时,加猪油、精盐调味即可。

温馨小提示:如何吃芡实更营养

说起芡实,大家可能会觉得很陌生。芡实又叫鸡头米,一般药店里都有售的。芡实不易煮熟,一定要用慢火炖煮至烂熟,细嚼慢咽,方能起到补养身体的作用,而且一次不能吃太多,因为芡实有较强的收涩作用。便秘以及妇女产后都不宜食用芡实,婴儿也不宜食用。

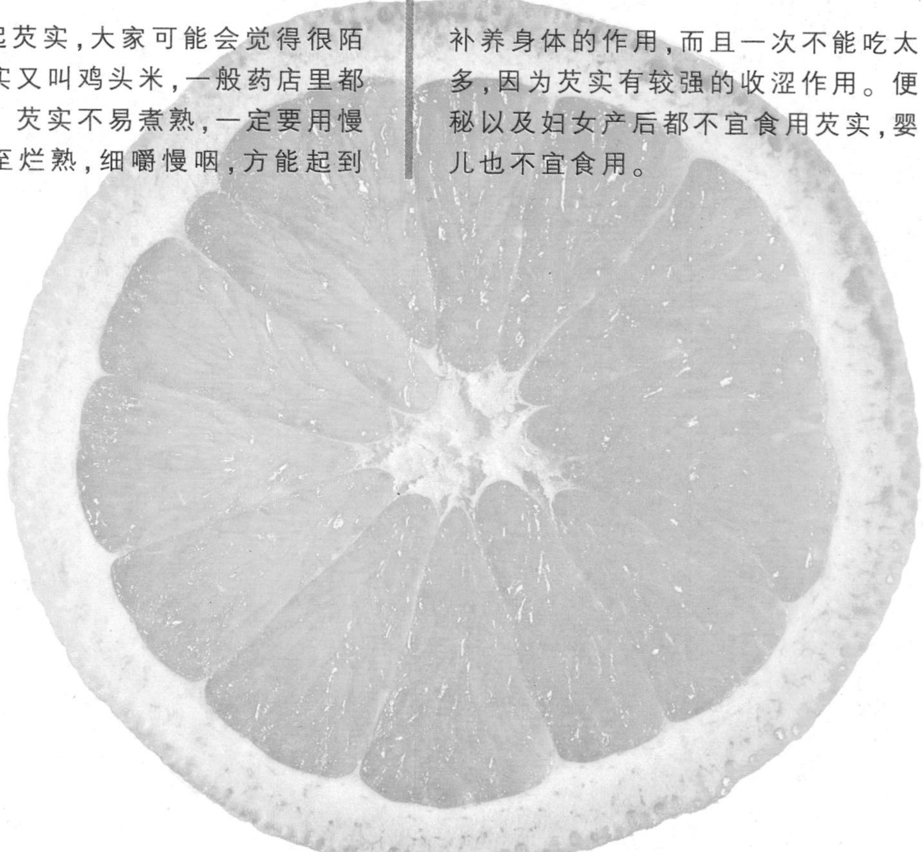

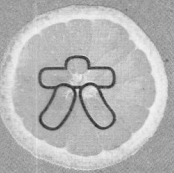

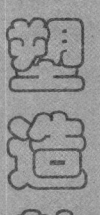
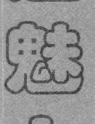
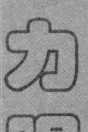
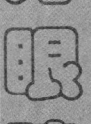
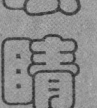

六塑造魅力眼睛

俗话说:眼睛是心灵的窗户,随着社会的进步,我们的眼睛也变得异常忙碌。上班的时候,用电脑处理文件;下班回到家,上网聊天、玩游戏,眼睛真是忙得不亦乐乎呀!可是你知道吗? 这扇"窗户"也在时刻受到威胁,眼睛干涩、红肿,还有那恼人的眼袋、"熊猫眼"……

面对这一系列的眼睛问题,我们该怎么办呢?总不能带着"熊猫眼"去上班吧?那样做多没有面子呀。有没有一种简单、有效的方法在短时间内迅速恢复双眼的魅力,又不用花太多的银子呢? 来,试试下面的方法吧。

美丽 DIY——粗粮细妆容

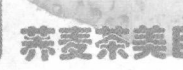 油瓜眼膜

精选材料:芝麻油 10 克,黄瓜 100 克。

制作步骤:将鲜黄瓜榨取汁,调入芝麻油,搅拌均匀即可。

使用方法:用消毒棉球蘸取混合好的汁液均匀涂抹在眼皮上,闭眼休息 20 分钟后,用清水洗去。

适用人群:任何肤质的人群。

美丽功效:防止皮肤松弛,对抗眼周围水肿。

美丽啰唆:如果你工作很忙,没有时间的话,将黄瓜皮直接贴在眼睛四周,也可以消除眼睛水肿。

荞麦茶美目

精选材料:荞麦茶,纱布袋,适量开水。

制作步骤:把荞麦茶冲泡后挤干,放到纱布袋里即可。

使用方法:闭上眼睛,把茶袋放到眼睛上,约 10 分钟后取下。

适用人群:任何肤质的人群。

美丽功效:缓解眼睛的疲劳,改善黑眼圈,治疗眼部炎症。

美丽啰唆:荞麦有助于抑制皮肤生成黑色素,所以常用此方可以改善眼睛周围的肤色。

3 珍珠银耳眼膜

精选材料:蜂蜜 1 茶匙,银耳 20 克,珍珠粉 5 克,水适量。

制作步骤:①将银耳洗净,在水中泡 2~3 小时。②将银耳放入锅里,用小火熬成浓汁后加入蜂蜜再煎 5 分钟。③加珍珠粉搅拌。

使用方法:①温水清洗面部,用热毛巾热敷眼部 2 分钟,用手轻轻抚平眼

部皱纹。②用棉花球蘸取该液体,轻轻擦拭眼皮及眼睛周围,将眼膜或保鲜膜覆于眼部。15分钟后,用温水清洗。

适用人群:任何肤质的人群。

美丽功效:润白去皱、增强皮肤弹性,消除鱼尾纹。

美丽啰唆:这款眼膜一次不宜做得太多,每次用过之后,应将其放到冰箱里保存,尽快用完。

4 苹果土豆精华眼膜

精选材料:土豆1个,苹果半个。

制作步骤:①将土豆、苹果洗净,去皮。②将洗净、去皮的土豆和苹果放入搅拌机中打成糊状。

使用方法:将土豆苹果糊均匀地敷在眼部周围皮肤上,静置15分钟后,用清水洗掉。

适用人群:任何肤质的人群。

美丽功效:淡化黑眼圈,滋润、营养肌肤,使眼部肌肤细致、柔嫩。

美丽啰唆:如果你的眼膜做得太多,一次用不完,不妨用它做个面膜,这样不仅不会浪费,而且效果也不错哦。

 马蹄莲藕渣敷眼

精选材料:马蹄2颗,莲藕一小块,适量矿泉水。

制作步骤:①将马蹄、莲藕洗净,马蹄去皮,然后将莲藕、马蹄切碎。②将材料放入榨汁机,再加2杯水搅拌,将水滤掉取渣即可。

使用方法:用马蹄莲藕渣敷眼10分钟,然后用清水洗净。

适用人群:任何肤质的人群。

美丽功效:莲藕及马蹄分别含有粉质、铁质及蛋白质,有散血去瘀作用,可防止眼睛水肿,消除黑眼圈。

美丽啰唆:这款眼膜如果在临睡前敷用,效果会更好。另外,过滤下的液体可以直接饮用,双管齐下,效果更好。

美丽小贴士

有效利用眼膜可以去除黑眼圈、水肿,但是你知道最佳敷眼膜是什么时候吗?

①生理期后一周,体内雌激素分泌旺盛,代谢增快,吸收能力变好,这时敷最有效。

②运动后,新陈代谢增快,可以加速吸收。

③睡觉前,敷完好好睡一觉,养分在睡眠中运作,更能发挥效果。

④泡澡时,边泡边敷,可以加快循环。

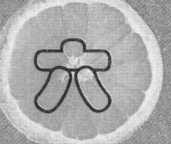

六　塑造魅力眼睛

美丽 DIY——粗粮细吃

（一）　大豆养眼餐

推荐理由：大豆富含维生素 B$_2$，维生素 B$_2$ 用于维持视网膜和角膜的正常代谢，如果缺乏维生素 B$_2$，眼睛就会发生流泪、发红、发痒、痉挛等症状。

1　洋参猪血豆芽汤

精选材料：西洋参 15 克，新鲜猪血 250 克，大豆芽 250 克，瘦猪肉 200 克，生姜 2 片，盐少许。

制作步骤：①将所有材料用清水洗干净。②西洋参和瘦猪肉切成片状，生姜去皮切片。③瓦煲内放入适量清水，用猛火煲至水滚，然后放入全部材料，改用慢火继续煲一小时左右，加入盐调味即可食用，一日一次。

2　豆腐烧扁豆

精选材料：豆腐 1500 克，扁豆 200 克，精盐、味精、葱花、湿淀粉、姜末、香油、黄豆芽汤各适量。

制作步骤：①将扁豆撕去老筋，洗净，切片，放在沸水锅里焯透捞出，放在凉水里投凉，沥净水备用；豆腐切成小块。②炒锅内放香油烧热，下入豆腐块煎至两面呈金黄色时出锅。③锅内留少量底油，下葱、姜煸香，放入黄豆芽汤、精盐、豆腐块、扁豆片一起烧至入味，点入味精烧一会儿，用湿淀粉勾芡，淋入香油出锅即成。

3　扁豆粥

精选材料：小米 100 克，扁豆 30 克，党参 10 克，冰糖 15 克。

制作步骤：①党参洗净，切成片。②扁豆洗净，与党参片一同放入锅中，加入适量冷水煎煮约半小时。③取出汁液后，加入冷水再煎煮 10 分钟，再次取出汁液。④将两次的汁液一起放入锅中烧沸。⑤小米洗净后略浸泡，放入烧沸的汁液中，用小火慢煮成粥。⑥粥内加入冰糖煮溶，稍焖片刻即可。

（二）　南瓜养眼餐

推荐理由：维生素 A 素有"护眼之宝"的美称，是预防眼干、视力衰退、夜盲症的良药。在粗粮中，南瓜含有丰富的维生素 A。

1　芒果南瓜羹

精选材料：芒果一个，南瓜 500 克。

制作步骤：①南瓜刨去表皮，切成块上笼蒸熟，冷却后，放入食品粉碎机中搅成南瓜泥待用。②芒果刨去表皮，切成块放入粉碎机中搅成芒果泥待用。③净锅内加入少许水，放入南瓜泥，汤开后调味加少许盐、味精，最后放芒果泥，搅拌均匀后出锅倒入汤碗中即可。

 南瓜小饼

精选材料：黄瓤南瓜 500 克，豆沙馅 100 克，面粉 700 克，干淀粉 60 克，油 500 毫升。

制作步骤：①黄瓤南瓜去皮去籽，切成薄片，放入加盖的微波炉容器中，用微波炉高火加热 6 分钟，取出后晾凉，碾成南瓜泥。②在南瓜泥中放入面粉和干淀粉混合均匀，和成面团。③双手沾上些许凉水，取鸡蛋大小的一团南瓜面糊，在掌中按平，将豆沙馅包在中间，捏成团，再用手稍稍压实，做成小圆饼状。④中火加热锅中的油，待烧至六成热时将生南瓜饼逐个放入。南瓜饼炸到一面定型时，用锅铲小心地掀起翻身，再用锅铲的底部轻轻按压，保证南瓜饼的平整，待另一面同样煎熟定型后，捞出沥干油分即可。

 紫菜南瓜汤

精选材料：紫菜 10 克，老南瓜 100 克，虾皮 20 克，鸡蛋 1 个，猪油、黄酒、酱油、醋、味精、香油各适量。

制作步骤：①将紫菜撕碎，洗净备用。②将鸡蛋打入碗内，虾皮用黄酒浸泡。③火上坐锅；放少许猪油，油热后放入酱油炝锅；加水适量，放入虾皮、老南瓜(切块)煮半个小时。④将紫菜加入，10 分钟后打入搅匀的鸡蛋液，加上醋、味精、淋上香油即可食用。

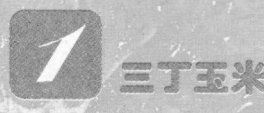

(三) 玉米养眼餐

推荐理由：玉米中含有丰富的硒，硒对视觉器官的功能是极为重要的。支配眼球活动的肌肉收缩，瞳孔的扩大和缩小，眼辨色力的正常均需要硒的参与。

三丁玉米

精选材料：玉米粒 200 克，青豆 40 克，香菇 20 克，胡萝卜丁 40 克，盐 1 匙，素高汤 2 匙，糖、水淀粉、香油各适量。

制作步骤：①将玉米粒、胡萝卜丁、青豆用开水余烫。②锅热加入 2 碗油烧到中温，将所有材料下锅过油捞起。③锅内留油 1 汤匙倒入材料及调味料翻炒均匀，加入水淀粉勾芡，淋上香油即成。

蕹菜玉米粒滚汤

精选材料：蕹菜（空心菜）500 克、玉米粒 350 克、生姜 2~3 片。

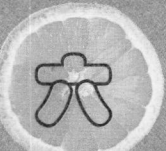
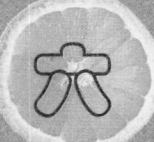
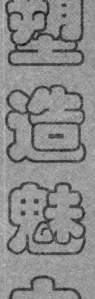
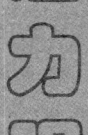
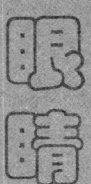

六 塑造魅力眼睛

制作步骤:①蕹菜洗净,切碎;玉米粒亦可选急冻的,解冻后用清水洗净。②先把玉米粒和姜放进瓦煲内,加水,武火煲沸改中火煲10分钟,放入蕹菜煲滚至熟,调入适量盐、油便可。

3 豌豆烩玉米

精选材料:鲜豌豆、嫩玉米粒、鲜鱼肉、胡萝卜、料酒、盐、胡椒粉、鸡蛋、淀粉、花生油、葱姜蒜、香油各适量。

制作步骤:①将鲜豌豆煮熟过凉,胡萝卜去皮切粒;鱼肉切粒,葱姜蒜切指甲片。②鱼肉放碗内,加盐、料酒、胡椒粉、淀粉上浆。③锅内注油烧至三成热,下入上好浆的鱼肉划熟捞出。④锅内留油少许,下入葱姜蒜略炒,烹料酒,放入胡萝卜、玉米粒、豌豆炒熟,再放入鱼肉、清汤少许,加盐调味,用水淀粉勾芡,淋入香油即成。

温馨小提示:如何挑选又面又甜的南瓜

又面又甜的南瓜才惹人爱,如何才能挑选到这样的南瓜呢?教你一个小窍门,用手指甲在南瓜上掐一下,就会有水渗出来,用食指蘸取少许渗出的水,与拇指摩擦,如手上有白色的粉,则说明这样的南瓜又面又甜。

还要提醒大家的是,南瓜中的类胡萝卜素属于脂溶性物质,烹调时添加适量油脂可大大促进对它的吸收。另外,南瓜的皮也含有丰富的胡萝卜素和维生素,所以最好连皮一起食用。

健康小贴士：煲靓汤(粥)的技巧

煲汤也是需要讲究过程和技术的。煲汤煲出的不仅仅是单纯的汤，更是身体的补药，这其中的每一滴都是用多种材料和许多时间煲出来的，精选的原料和恰当的火候才能给我们带来美味和健康。煲汤有若干技巧和窍门，如果没有掌握好，便难成为高手。下面就介绍一些煲汤的基本技巧。

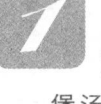 **原料的选择**

煲汤的原料很多，除了肉禽类，如鸡、鸭、猪、牛、羊及鱼类等，还有很多植物类原料，如藕、百合、马蹄、山药、萝卜等。此外，煲汤还离不开一些滋补的药材，如西洋参、黄芪、枸杞子、当归等。当然，也不能少了那些增色、提味的"伴侣"，如黄花菜、香菇、黑白木耳、花生、白果、莲子等。

采购时应选择鲜味足、异味小、血污少的肉类。这类食品含有丰富蛋白质和核苷酸能溶解于水的含氮浸出物，是汤鲜味的主要来源。用鸡、鸭、排骨等肉类煲汤沸水中焯一下，这个过程叫做"出水"或"飞水"，不仅可以除去血水，还去除一部分脂肪，避免过于肥腻。植物类原料要选择新鲜的蔬菜、菌类，干制品一定要选择无发霉、变质的原料，经浸泡、洗净泥沙后才能使用。中药材应选择地道的药材，用整块的原料，尽量减少碎渣的使用。

 **原料的搭配**

有些食物之间已有固定的搭配模式，营养素有互补作用，即餐桌上的"黄金搭配"。最值得一提的是海带炖肉汤，酸性食品猪肉与碱性食品海带的营养正好能互相配合。为了使汤的口味比较纯正，一般不宜用太多品种的动物食品一起熬。用鱼、肉食材煲汤时，配料可放一两样清热、利湿、健脾、甘甜的食材，比如红枣、蜜枣、桂圆等。还可视不同需要加入具有药补功效的中医药材。

水是煲汤的重要成分，用水量是十分讲究的。水温的变化，用量的多少，对汤的营养和风味有着直接的影响。用水量一般是煲汤主要食品重量的 3 倍，而且要使食品与冷水共同受热。熬汤不宜用热水，如果一开始就往锅里倒热水或者开水，肉的表面突然受到高温，外层蛋白质就会马上凝固，使里层蛋白质不能充分溶解到汤里。

(待续)

粗粮健康又美容

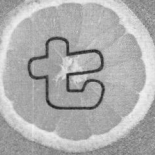

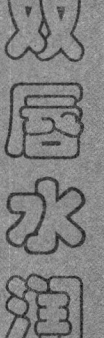
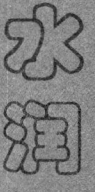
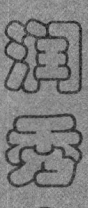
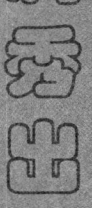
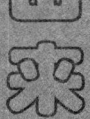

七 双唇水润秀出来

性感双唇是女人吸引众人眼球的法宝,一个人是否漂亮,是否可爱,是古典还是现代,很大程度上都取决于双唇。可以想象一下,一个对你倾心已久的人,见到你细腻娇润的双唇,他会做出怎样的举动?

动人性感的双唇每个女人都值得拥有,但无情的风儿刮过双唇,带走了水分和滋润,纵然你使劲喝水,留下的依然是干燥起皮的唇部皮肤,令你的形象大打折扣。如果你经常为此感到叹息、无奈,那就试试下面的小方法吧,你一定会获得一份意外的惊喜。

美丽 DIY——粗粮细妆容

1 麦皮牛奶唇膜

精选材料:麦皮 2 茶匙,鲜奶 3 茶匙,蛋清 1 茶匙,柠檬汁 2 滴。

制作步骤:将麦皮、鲜奶和蛋清混合调成糊状,再加入柠檬汁拌匀。

使用方法:将混合物涂上双唇敷 10 分钟,以清水洗净。

适用人群:任何肤质的人群。

美丽功效:给予唇部肌肤充足的养分,又能减淡深黑的唇色。

美丽啰唆:如果你的唇部特别干燥,而且还有脱皮的现象,则不要用口水舔湿唇部,因为这样会使唇部的水分蒸发得更快,唇部更干燥。

2 山药肉桂唇膜

精选材料:新鲜山药 30 克,肉桂粉 5 克。

制作步骤:①新鲜山药洗净后削皮,捣成泥状。②加入肉桂粉调成糊状即可。

使用方法:先将脸洗净,然后将混合的敷料涂于唇部,敷约 15 分钟就可以洗掉了。

适用人群:对山药过敏的人应尽量少用。

美丽功效:活化细胞,促进血液循环。

美丽啰唆:在使用这个唇膜时,最好保持仰卧的姿势,并保持唇部不动的状态。

3 蛋黄燕麦唇膜

精选材料:燕麦片 20 克,生鸡蛋黄一个。

制作步骤:①把燕麦片用纸巾裹住,用硬瓶子或擀面杖碾碎燕麦片。②把少许的蛋黄液倒入碾好的燕麦片中,

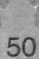

把蛋黄和碾碎的燕麦片混合,用搅拌棒或筷子搅拌成膏状,这个自制的唇膜就成功了。

使用方法:使用唇膜前,先把嘴唇上的妆卸掉,再用热毛巾热敷嘴唇3分钟,使唇部的皮肤软化。将做好的唇膜均匀涂抹在唇上,保持10分钟,然后用清水洗掉。

适用人群:任何肤质的人群。

美丽功效:滋润嘴唇,预防唇部皱纹。

美丽啰唆:如果嘴唇比较干燥的话,每周可以做两次,如果皮肤还是有较好的弹性,滋润度也较好的话,一周做一次就可以了。

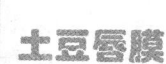

4 土豆唇膜

精选材料:1小块土豆,2毫升甘油。

制作步骤:土豆去皮磨成泥,与甘油混合拌匀即可。

使用方法:将化妆棉剪成半月形,取适量唇膜均匀地铺在化妆棉上,敷于双唇10分钟,再用清水洗净。

适用人群:任何肤质的人群。

美丽功效:保湿,改善唇纹并柔软双唇。

美丽啰唆:这款唇膜可以多做一些,用不完的话,还可以用作眼膜使用,可消除黑眼圈和眼睛水肿现象。

美丽 DIY——粗粮细吃

(一) 芝麻润双唇

推荐理由:芝麻中含有丰富的维生素E,能防止过氧化脂质对皮肤的危害,防止皮肤干燥、粗糙,令双唇更加细腻、红润。

1 芝麻拌菠菜

精选材料:菠菜300克,白芝麻面1大匙,盐适量,酱油1小匙,鲣鱼汤料1大匙,白糖2小匙。

制作步骤:①先把菠菜煮2分钟,同时倒上一些盐,煮完以后用水拔一下,沥去水分,切成3厘米长的小段,与酱油和鲣鱼汤料搅拌,然后轻轻挤榨。②搅拌好面衣(面衣用白芝麻面、白糖、酱油和鲣鱼汤料一起进行搅拌),然后再拌上菠菜就可以了。

2 莲蓉芝麻球

精选材料:糯米粉150克,白芝麻300克,细砂糖30克,猪油30克,莲蓉360克,熟澄面150克,水150毫升。

制作步骤:①将糯米粉加水一起揉

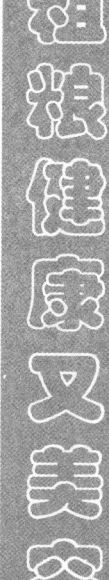

粗粮健康又美容

成糯米团,再加入细砂糖、熟澄面及猪油搅拌匀,放入冰箱冷藏 12 小时,取出揉成长条状,再切成 12 份,每份约 40 克备用。②莲蓉揉成长条状,分切成 12 份,每份为 30 克,再揉成圆球形备用。③将面团用擀面棍擀成圆形皮,中间包入莲蓉,用手慢慢揉圆,外面裹上白芝麻,放入 180℃的油中炸熟,等芝麻球浮起后,再转中火炸至金黄色即可。

注意事项:熟澄面的做法是将澄粉加沸水搅拌均匀。

3 芝麻炒水芥丝

精选材料:水芥 250 克,芝麻 100 克,白糖、鸡精、食用油适量。

制作步骤:①将水芥洗净切成丝,放入水中浸泡 10 分钟去掉咸味。②芝麻洗净沥干水;坐锅点火,倒入芝麻炒出香味捞出。③再次坐锅点火,待油热后将水芥丝倒入锅中翻炒,2 分钟后加入白糖、鸡精、芝麻即可。

(二)　黑豆润双唇

推荐理由:黑豆中含有的丰富维生素 E 是一种抗氧化剂,能清除体内自由基,减少皮肤皱纹,保持青春健美。

1 竹筒黑豆饭

精选材料:大米 100 克,黑豆 50 克;腊肉、盐各适量。

制作步骤:①腊肉切成片状。②黑豆在水中煮熟后放入碗里。③将黑豆、大米、腊肉、盐一起放入高压锅中蒸熟。④将蒸熟的米饭盛入竹筒中晾凉。

2 白玉菇黑豆色拉

精选材料:白玉菇 60 克,黑豆 30 克,洋葱 1/2 只,番茄 1 只,紫甘蓝叶 2 片,橄榄油 2 小勺,柠檬汁 1/2 个的量,盐、胡椒少量,酱油、糖、醋适量。

制作步骤:①黑豆用酱油和糖煮软;洋葱切碎;番茄切碎;紫甘蓝叶切细丝。②白玉菇洗净去头,分成小朵状,放入微波炉中加热 3 分钟。③番茄碎放入微波炉中加热 1 分钟,与 1 大勺洋葱碎、橄榄油、柠檬汁、醋、盐和胡椒粉混合制成色拉酱。④碗中放入煮好的白玉菇、洋葱碎、黑豆、紫甘蓝叶丝,再拌入刚制成的色拉酱即可。

3 海带炖黑豆

精选材料:鲜海带 200 克,黑豆 100 克,瘦猪肉 100 克,姜 5 克,葱 5 克,盐 5 克。

制作步骤:①把黑豆洗净,去杂质;猪瘦肉洗净,切 3 厘米见方的块,海带洗净、切丝;姜切片,葱切段。②把海带、黑豆、猪瘦肉、姜、葱放入炖锅内,加水。③把炖锅置武火上烧沸,打去浮沫,再用文火炖煮 1 小时,加入盐拌匀即成。

七　双唇水润秀出来

（三）松子润双唇

推荐理由：松子内含有大量的不饱和脂肪酸，常食松子，可以滋润皮肤、养血润肠、强身健体。《日华子本草》载"逐风痹寒气，虚羸少气，补不足，润皮肤，肥五脏"。常食松子能延年、美容。

1 海苔松子

精选材料：松子100克，苔条3大匙，细砂糖3大匙。

制作步骤：①松子用温油小火炸酥了，捞出后铺在纸巾上冷却，并用纸巾吸出多余油脂。②苔条与细砂糖混合，拌入松子即可。

2 松子香菇

精选材料：松子仁50克，水发香菇500克，葱、姜末适量，鸡汤1小碗，料酒1大匙，白糖、红糖少许，盐、味精、香油各少许，水淀粉1大匙。

制作步骤：①把水发香菇切两半。②锅中下油烧热，爆香葱、姜末，把松子仁炸出香味，加入鸡汤、料酒、白糖和盐一起烧开。③用红糖把汤调成金黄色，把味精、香菇放入汤内，用微火煨15分钟，用调稀的水淀粉勾芡，淋入香油即成。

3 鸡米松子

精选材料：鸡胸肉300克，松子半饭碗，姜酒汁1大匙，胡椒粉、麻油、盐、味精、蛋清各适量。

制作步骤：①鸡肉剁成泥茸状，加腌料腌20分钟。②松子用油炸至金黄色，捞出沥去油。③炸油保持六成热，倒入鸡茸翻炒约2分钟，见肉变色，捞起沥去油。④松子放入盘底，鸡肉放在上面即可。

温馨小提示：现代人应多吃黑豆

现代人工作压力大，容易出现乏力的状况。增强活力与精力，补肾最重要，黑豆就是一种有效的补肾品。根据中医理论，豆乃肾之谷。黑色属水，水走肾，所以肾虚的人食用黑豆是最有益处的。黑豆可以解毒利尿，祛风除热，调中下气，有效地缓解尿频、腰酸、女性白带异常及下腹部阴冷等症状。

不过需要提醒大家的是，虽然黑豆有诸多好处，但不宜生吃，特别是肠胃不好的人更应该注意，以免出现胀气的现象。

粗粮健康又美容

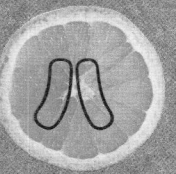

保养美丽·秀发如丝

你知道哪里的美女最多吗?告诉你吧,洗发水广告中的美女最多。在广告中,我们随处都可以看到美女的身影:美女轻轻甩一下优美的长发,就连老虎都佩服得五体投地;美女从人群中走过,飘逸的秀发让无数男士为之动容,甚至会一头撞上电线杆;还有刘德华眼中的"梦中情人"……

这些美女都有一个共同特点:一头乌黑、亮丽、无"屑"可击的长发。中国传统是以女性长发为美的,如果女人没有一头秀发,就如同一潭死水,缺乏了灵气似的。那么,女人如何才能拥有如水的秀发呢?

其实,很简单,无须花上太多的银子去买飘柔、海飞丝,也无须去美容院做特殊的护理,只要你勤快些,就可以让如水的秀发出自自己的手中。是不是很心动呀,心动不如行动哦。

美丽 DIY——粗粮细妆容

1 蜂蜜、麦芽油护发素

精选材料:半根香蕉,1 茶匙纯酸奶,1/8 茶匙卵磷脂(药店有售),1 茶匙加糖的浓缩牛奶,1 茶匙蜂蜜,1 茶匙麦芽油。

制作步骤:把所有材料放到搅拌机中搅拌,然后倒入碗中,搅拌均匀。

使用方法:①用一把发刷蘸取护发素,从上至下均匀刷在已经湿润的头发上。②停留 45 分钟后洗掉自制护发素再用香波洗发。

适用人群:任何发质的人群,干性头发效果最佳。

美丽功效:具有保湿、滋润的效果。

美丽啰唆:在使用这个护发素时,要注意的就是先护发,然后洗发,与我们平时洗头发正好相反。使用时,最好在脖子上围上一条毛巾,以防滴下来的液体弄脏衣服。

2 芝麻修护油

精选材料:黑芝麻油,橄榄油各一小匙。

制作步骤:将黑芝麻油、橄榄油混合在一起,搅拌均匀即可。

使用方法:洗清完头发后,直接将混合物涂在头发上就行了,最好不要弄到头皮上,发梢处可多涂一点,15 分钟后用清水洗干净。

适用人群:任何发质的人群。

美丽功效:滋润秀发,使头发更加顺滑。

美丽啰唆:如果没有橄榄油的话,也可以用花生油或是玉米油来代替。

 **荞麦茶洗发水**

精选材料:荞麦茶一小包,适量开水。

制作步骤:用开水把荞麦茶泡开,过滤出液体即可。

使用方法:清洗完头发后,将茶汤涂在头上,按摩一分钟后,用清水洗净。

适用人群:任何发质的人群。

美丽功效:去头屑、止痒,使头发清新飘逸。

美丽啰唆:如果你比较懒惰的话,也可以在洗完头发之后,直接将荞麦茶的微细茶粉涂在头皮上,轻轻按摩,每天1次,效果也是不错的。

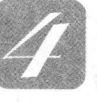 **淘米水护发**

精选材料:糯米、醋各适量。

制作步骤:把糯米的淘米水一直存起来,存的时间越长,越浓越好,然后和少量的醋混合即可。

使用方法:可以将此混合液直接用作洗发水。

适用人群:任何发质的人群。

美丽功效:淘米水中含有非常丰富的B族维生素,能够帮助头发的色素细胞生成黑色素,使头发变得越来越黑。

美丽啰唆:如果你家没有糯米的话,也可以用大米代替,只不过大米没有糯米的油性大,也没有糯米的营养丰富。

美丽DIY——粗粮细吃

(一) 芡实润发营养餐

推荐理由:芡实味甘、涩,性平,含有维生素B、维生素C、铁、钙、蛋白质、淀粉、脂肪等,具有益肾固精、健脾理胃、美颜美发的功效。

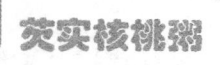 **1 芡实核桃粥**

精选材料:芡实80克,核桃30克,薏仁80克,白米80克。

制作步骤:①先将核桃仁洗净捣碎,一部分入烤箱略烤备用。②白米、薏仁淘洗干净备用。③白米、薏仁加水入锅,加入碎核桃仁,先用旺火烧开再转用文火熬煮成粥,洒上烤过的核桃仁即可。

2 芡实百合粥

精选材料:芡实30克,百合30克,酸石榴皮9克,大米50克,食盐少许

制作步骤:①先将芡实、百合用清水略泡,备用;②大米用清水洗净;③酸石榴皮用清水洗净,放进砂锅内,加入

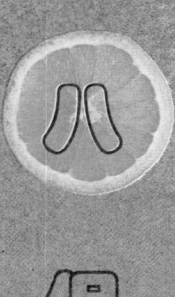

清水 150 毫升,煎取药汁备用;④将已准备好的芡实、百合、大米一同放进粥锅内,加入适量清水煮粥,粥将好时加入煎好的酸石榴皮药汁,煮至粥稠为度,加入少量食盐调味即可。

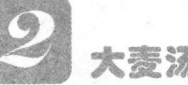

3 芡实白果粥

精选材料:糯米 100 克,芡实米 50 克,鲜白果 50 克,白砂糖 50 克。

制作步骤:①糯米淘洗干净,用冷水浸泡 3 小时捞出,沥干水分备用。②芡实淘洗干净,煮熟去壳;白果剥去外壳,放入锅中煮熟,剥去外皮,切掉两头,捅出白果心。③锅中加入冷水,放入芡实、糯米,先用旺火烧沸;改用小火熬煮成粥,放入白果,以白糖调好味。④将粥继续煮 5 分钟即可。

(二) 大麦润发营养餐

推荐理由:大麦含有蛋白质、脂肪、糖类、钙、磷、铁、维生素 B_1、维生素 B_2、纤维素等,功效为清热消渴,益气宽中,补虚,壮血脉,养颜乌发等。《食疗本草》载:"大麦久食之头发不白。"

1 红豆枸杞山楂粥

精选材料:红豆 200 克,大麦 100 克,枸杞 20 颗,山楂干适量。

制作步骤:①红豆、大麦泡在凉水中 4 个小时到隔夜;②水煮开,放红豆、

大麦和山楂煮开后小火炖到红豆完全软烂;③放枸杞后再炖 20 分钟就可以了。

2 大麦汤

精选材料:羊肉 500 克,大麦 500 克,草果 20 克,盐 2 克。

制作步骤:①将大麦仁用开水淘洗干净,放入铝锅内,加水适量,先用武火烧沸,再用文火煮熟。②将羊肉洗净,与草果一同放入铝锅内,加水适量熬煮,然后将羊肉、草果捞起,将汤与大麦仁粥合并,再用文火炖熬熟透。③将羊肉切成小块,放入大麦汤内,加盐少许,调匀即可。

3 大麦豇豆粥

精选材料:大麦仁 100 克,饭豇豆 50 克,赤砂糖 50 克,碱 2 克。

制作步骤:①将大麦仁与饭豇豆分别洗净,用冷水充分浸泡。②锅内加入冷水,放入大麦仁与饭豇豆,先用旺火煮沸,再加入少量碱面,改用小火煎煮,并不断搅动,以防大麦糊底。③待粥煮至麦熟豆开花时,加红糖调好味,再稍煮片刻即可。

(三) 核桃仁润发营养餐

推荐理由:核桃仁含有蛋白质、脂肪、糖类、维生素 B、维生素 C、维生素

E、钙、锌、铁、镁等,其中锌的含量较高,有补气益血、滋肾固精、养颜乌发等功效。

 ## 酒醉桃仁

精选材料:桃仁 250 克,江米酒 50 毫升,白砂糖 25 克,姜 10 克,大葱 5 克,味精 10 克,鸡油 25 克,鸡汤适量。

制作步骤:①桃仁用开水烫后,撕皮洗净;葱洗净切段;姜去皮洗净切片;②罐子内放入葱、姜、桃仁、鸡汤、味精、白糖,搅拌均匀,再淋入少许鸡油;③用白纸浸湿封严罐子口,沸水旺火入笼屉;④蒸熟捡出葱、姜,晾凉即可。

 ## 奶油桃仁菱米

精选材料:桃仁 100 克,菱米 150 克,牛奶 150 毫升,碱 1 克,味精 2 克,盐 2 克,料酒 5 克,淀粉 25 克,鸡油 75 克,大葱 15 克,姜 10 克。

制作步骤:①将桃仁去净皮壳,洗净;桃仁用清水加少许盐泡上。②将菱米放开水锅中加少许碱面汤一下,捞出冷水过凉。③将勺上火,放入鸡油,投入葱段、姜片炸出香味,加入料酒、鸡汤烧开。④捞出佐料,放入盐、味精、桃仁、菱米,烧开。⑤撇去浮沫,加入牛奶,用水淀粉勾芡汁,淋入鸡油,翻转过来即可。

 ## 葱油核桃鱼卷

精选材料:净草鱼背脊肉 250 克,生猪板油 75 克,椒盐核桃仁 125 克,鸡蛋一个,精盐 5 克,味精 1 克,绍酒 10 毫升,面包渣、干淀粉各 20 克,花椒盐 1 碟,葱 50 克,熟菜油 1000 毫升。

制作步骤:①将草鱼肉片成连刀蝴蝶片20片,拍干粉备用。②把椒盐核桃仁、生猪板油切成粒;葱切成末置于碗内,加入味精、盐拌匀成馅后,挤成20个丸子,然后逐个放在鱼片上,紧卷成蚕茧形鱼卷,放在盘中待用。③把鸡蛋打散,加干淀粉调成薄糊,放入鱼卷挂匀,再逐个滚上面包渣,入热油中逐个炸,呈深黄色时捞出装盘,撒花椒盐即成。

粗粮健康又美容

眼看着天气一天天暖和起来,又快到了穿裙子的时候了,那些身材苗条健美的女性肯定已经按捺不住,想早些展示一下自己靓丽的身影了。但是对于身材不那么标准的女性来说,夏天成了她们最难过的季节,因为炎炎夏日总是让不完美的身材无所遁形。冬天的时候,还可以用长长的风衣遮遮掩掩,夏天该怎么办呢?

看着街上一个个窈窕淑女擦肩而过,再面对着镜中肥嘟嘟的自己,心中无比的惭愧,终于下定决心减肥了。超负荷的运动吗?没时间,更没有舍得自己的勇气。节食吗?面对着美味佳肴,看着别人大快朵颐的幸福,似乎对自己有些残忍。该怎么办呢?

别急,告诉你一个既无需费力,又能解馋的好方法——粗粮减肥。每天只需花上一点点时间,就可以让你轻轻松松地享受减肥的快乐。不久,你也能和窈窕淑女一样,穿上各种漂亮的裙子或者背心,走自己的路,那别人羡慕去吧!

美丽 DIY——粗粮细妆容

1 土豆瘦脸面膜

精选材料:土豆 250 克,面粉少量。

制作步骤:①土豆洗净去皮。②把土豆放入果汁机中榨出汁。③用面粉和土豆汁搅拌均匀。

使用方法:①将搅拌好的混合液涂在脸上。②约 15 分钟左右,把面膜取下,用清水洗去。

适用人群:任何肤质的人群。

美丽功效:加速消耗脸部脂肪,快速瘦脸,还能去痘、去角质,让你拥有瓜子脸。

美丽啰唆:选择土豆时应注意,不要选择长芽的土豆,长芽的土豆具有一定的毒性。

2 核桃仁鸡蛋去脂面膜

精选材料:核桃仁 15 克, 鸡蛋 1 个,橄榄油 3 滴。

制作步骤:将核桃仁碾至粉末状,加入打散的鸡蛋搅拌均匀后再滴入橄榄油即可。

使用方法:①使用前,先清洁面部,再将混合物均匀涂抹在脸上,避开口眼的四周。②约 20 分钟后用温水洗净面部,涂上润肤霜就可以了。

适用人群:适合任何肤质的人群。

美丽功效:核桃仁含有维生素 B 挥发油成分,能促进血液循环,消耗脂肪;蛋黄中富含卵磷脂,能分解血液中或沉淀在血管壁上的胆固醇和脂肪,从而实现瘦脸。

美丽啰唆：配制面膜时必须把鸡蛋打散，这样才能和核桃仁充分混合，使面膜质地均匀。如果一次做得太多，可放在冰箱冷藏，两周内用完。

 大蒜绿豆粉面膜

精选材料：1颗大蒜，少量绿豆粉，膜布。

制作步骤：①将大蒜剥皮，放入微波炉中用小火加热20分钟，以除去蒜味。②将蒜放入果汁机中再加上100毫升的水，搅碎后过滤。③将面膜布泡在水中。④拿一个小碗放入一些绿豆粉加入蒜水，搅拌均匀。

使用方法：①将大蒜绿豆粉涂在面膜布上再敷脸。②约15分钟后，即可用清水洗去。

适用人群：适合任何肤质的人群。

美丽功效：能加速消耗脸部脂肪，实现快速瘦脸，还能去痘、去角质。

美丽啰唆：如果大蒜不好剥皮的

美丽DIY——粗粮细吃

（一）红薯减肥——不挨饿

推荐理由：红薯中含有丰富的膳食纤维，能刺激胃肠蠕动，促进排泄通畅，还能阻止糖分转化为脂肪，是美容瘦身的好帮手。

话，可以将其先放在温水里浸泡5分钟，就能轻松剥皮了。

 马鞭草菩提花消肿面膜

精选材料：马鞭草20克，干燥菩提花1茶匙，绿豆粉3茶匙，水100毫升，锅、计量器、碗一个、滤网、筷子。

制作步骤：将马鞭草及菩提花浸于水中用小火煎煮约3分钟，剩下少量的水，再滤掉药草取其汁液约2茶匙，加入绿豆粉，搅拌匀即可。

使用方法：①将调均匀的面膜敷于脸上，注意避开眼部及唇的周围。②约15分钟后，再用冷水冲洗干净，每周可使用2次。

适用人群：油性肌肤的人群。

美丽功效：此款面膜可促进血液循环，排除脸部多余水分，有效瘦脸。

美丽啰唆：如果你做的面膜太多，无法一次用完，应将多余产品置于冰箱冷藏，约可保存两周。

红薯芝麻浓汤

精选材料：红薯500克、洋葱（切薄片）1/4个、牛奶100毫升、高汤400毫升、黄油1/2大匙、盐、胡椒各少许，黑

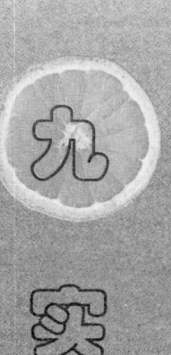

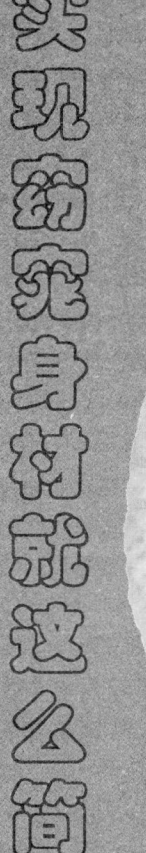

芝麻适量。

制作步骤:①将红薯去皮,切成3厘米的长条放入水中。②将黄油放入锅中,放下洋葱用中火炒,加入红薯,炒至半透明。③加入高汤,用微弱中火煮,待红薯变软,取出小部分作装饰用,将剩下的红薯放入容器中捣碎,加入牛奶、盐、胡椒。④倒入器皿中,放上装饰用的红薯和黑芝麻即可。

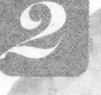 **山药红薯糕**

精选材料:山药一根,红薯一个,白糖、水淀粉适量。

制作步骤:①红薯洗净,表面切两刀十字形的刀痕,山药洗净,刨皮,共入蒸锅蒸熟。②把红薯捣成泥,山药切成约1厘米厚的大片。③取一个自己喜欢的模具,泡在水里,以便于脱膜。④把模具放在山药片上使劲压下去,再把旁边其余部分去掉,用调羹把红薯泥填在里面,最后锅内烧少许热水,放入白糖,放入水淀粉收汁,淋在糕上即可。

注意事项:①山药和红薯用蒸的方法比较干爽,容易做造型。②模具用水打湿,调羹到最后上面铺平的时候也用水打湿容易操作。

(二) 玉米减肥

推荐理由:玉米中含有大量的镁,镁可加强肠壁蠕动,促进机体废物的排泄,对于减肥非常有利。

 **冬瓜玉米瘦脸汤**

精选材料:胡萝卜300克,冬瓜600克,玉米2个,冬菇(泡软)5朵,瘦肉150克,姜2片,盐适量。

制作步骤:①胡萝卜去皮洗干净,切块;冬瓜洗干净,切厚块;玉米洗干净,切块。②冬菇泡软后,去蒂洗干净;瘦肉洗干净,氽烫后再洗干净。③煲滚适量水,下胡萝卜、冬瓜、玉米、冬菇、瘦肉、姜片,煲滚后以慢火煲2小时,下盐调味即成。

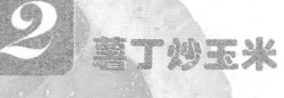 **薯丁炒玉米**

精选材料:鲜玉米粒200克,红薯150克,青椒50克,高汤50毫升,枸杞15克,盐1小匙,水淀粉1大匙,胡椒粉、鸡精各少许。

制作步骤:①玉米粒洗净用沸水焯一下,捞出沥水;将红薯洗净去皮,切成同玉米粒大小的方丁;青椒去蒂及子,洗净切小丁;枸杞用温水泡软。②炒锅倒入油烧七成热,放入红薯丁,炸至表面硬结,捞出沥油。③锅中留少许底油,下青椒丁和玉米粒略炒,再放入红薯丁翻炒,加入高汤、盐、鸡精、胡椒粉炒熟,下枸杞炒匀,用水淀粉勾芡即成。

美丽小贴士

在此菜中加些白糖,味道会更鲜美。这里的红薯也可以换成土豆、胡萝卜、青笋等,颜色和味道都会很不错的。

精选材料:鹌鹑 3 只, 罐头玉米150 克,松子仁 50 克,熟猪瘦肉 50 克,料酒、味精、精盐、芝麻油、胡椒粉、鸡汤、淀粉、植物油各适量,蛋清 1 个。

制作步骤:①将鹌鹑宰杀,去毛、内脏,洗净;将鹌鹑、熟瘦猪肉切成玉米粒大小,盛入碗中,加入蛋清、味精、精盐、淀粉拌匀。②松子仁下沸水锅内煮熟捞出,沥干水分;锅中放植物油,烧至五成热时,将松子仁炸至金黄色捞出。③将玉米倒出,沥干水分;鸡汤、味精、精盐、香油、胡椒粉、水淀粉调匀待用。④锅置火上,放油烧至四成热时,投入鹌鹑肉粒、猪肉粒用勺划开,捞出沥干油。原锅倒入玉米、鹌鹑肉粒、猪肉粒炒匀,烹入料酒,倒入调匀的汤芡,烧开后加入芝麻油推匀,撒上松子仁即成。

(三) 南瓜减肥

推荐理由:南瓜的主要成分是水和少量淀粉质, 富含维生素 A 和维生素B,可以帮助消化吸收,且南瓜中含有的不饱和脂肪酸,可以通便利尿,对减肥很有帮助。

 **南瓜色拉**

精选材料:南瓜 1/2 个,洋葱 1/4 个,彩椒 1/4 个,玉米粒 2 匙,腌菜 2 个,蛋黄酱 2 匙,枫糖酱 1 匙,芥末酱 1/2 匙,鲜奶油 2 匙,盐少许。

制作步骤:①南瓜去皮掏空。②将南瓜煮熟。③将洋葱和彩椒剁碎,放入蛋黄酱 3 匙、鲜奶油 2 匙、枫糖浆 1 匙、芥末酱 1/2 匙和盐少许, 做成调料酱。④待煮好的南瓜稍变凉后捣成泥。⑤放入收拾好的蔬菜。⑥倒入调料酱,搅拌均匀即可。

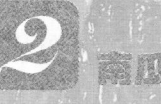 **南瓜茶**

精选材料:南瓜 1/4 个, 生姜、大枣、桂皮各适量。

制作步骤:①将大枣、生姜、桂皮放在水里熬。②南瓜去皮掏空后切片,倒入准备好的生姜水后熬煮。③将煮好的南瓜放入搅拌机,与花生或芝麻一起搅拌。④将搅拌好的南瓜放回锅里煮,最后撒上几粒松子。

(四) 土豆减肥

推荐理由:土豆含有丰富的膳食纤维,能增强人体的饱腹感,减少食物的摄入量,同时土豆中的甜味物质也会让人的味蕾感到满足。

 核桃土豆粥

精选材料:核桃仁 30 克,豆浆 250毫升,土豆 100 克(少加些土豆更好,最

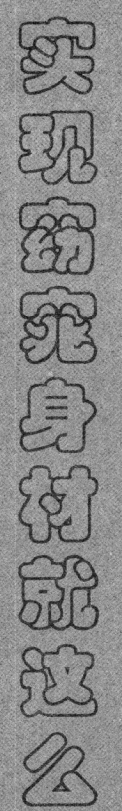

好事先煮透再加入)。

制作步骤:先把土豆和核桃仁放入锅里,用慢火煮,少放些水,煮到土豆烂了为止。豆浆在土豆将要熟透时放入,煮成稀饭一样就可以了。一般不要加其他调味料,会影响效果的。

 营养土豆片

精选材料:土豆一个, 小葱、橄榄油、辣椒粉、花椒粉、生抽、精盐、黑胡椒酱各适量。

制作步骤:①土豆去皮,洗净切片;小葱洗净,切好备用。②将所有调料放入大碗中调匀, 将切好的土豆放碗中,与调料拌匀。③烤盘上铺上锡纸,放上已拌好调料的土豆片, 放入烤箱,180℃,10分钟后取出。④将土豆片翻面,再刷一层调料,烤箱调至200℃,再烤10分钟,取出撒上少许葱花即可。

美丽小贴士

①土豆切薄一些更入味,还可以减少烤制时间。

②不同的烤箱,温度时间会有点差异,建议第一次做这个菜的时候,先把烤土豆的时间设短一点,以免烤煳。

③最好在锡纸上先刷一层橄榄油,避免土豆片粘住锡纸。

温馨小提示

(一)　黑斑红薯吃不得

红薯可能会在一些真菌的作用下而染上黑斑病,这种有黑斑的红薯含有多种毒素,人吃后会引起中毒,出现恶心、呕吐、腹痛、腹泻等症状,严重的还会出现高热、气喘、抽搐、昏迷,甚至死亡。一般受到黑斑病侵袭的红薯表皮有褐色或黑色斑点,或干瘪多凹,薯心变硬发苦,这样的红薯就不能再食用了。

(二)　食用核桃的禁忌

核桃是世界著名的四大干果 (核桃、扁桃、腰果、榛子)之一,它含有丰富的脂肪和蛋白质, 是著名的滋补食品,并有助于降低胆固醇。在食用核桃时应注意以下问题:

1　食用核桃时忌饮浓茶

核桃中含有丰富的蛋白质与铁元素,茶叶中含有鞣酸,鞣酸会与核桃中的铁、蛋白质结合,生成不溶性的沉淀物,不易被人体消化吸收。

62

 **糖尿病患者应少吃核桃**

核桃中含有丰富的油脂,但它可降低胆固醇,可预防动脉硬化。而糖尿病患者是因糖代谢紊乱所致,在饮食上要忌食含高脂肪、高糖类食物,所以应少食核桃。

健康小贴士:煮粥的技巧

 **浸泡**

煮粥前先将米用冷水浸泡半小时,让米粒膨胀开。这样做的好处是既可以熬起粥来节省时间,熬出的粥又酥烂,口感又好。

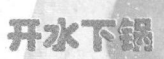 **开水下锅**

大家的普遍共识都是冷水煮粥,而真正的行家里手却是用开水煮粥。这是因为开水下锅煮粥不会糊底,而且比冷水熬粥还更省时间。

 火候

与煲汤相似,先用大火煮开,再转文火即小火熬煮约 30 分钟。这种火候的大小转换,粥的香味由此而出。

 搅拌

为了出稠,也就是让米粒颗颗饱满、粒粒酥稠。搅拌的技巧是:开水下锅时搅几下,盖上锅盖至文火熬至 20 分钟时,开始不停地搅动,一直持续约 10 分钟,至呈酥稠状出锅为止。

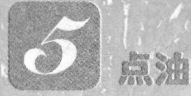 **点油**

煮粥时还应该放油,改文火后约 10 分钟时点入少许色拉油,你会发现不光成品粥色泽鲜亮,而且入口别样鲜滑。

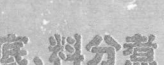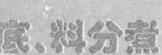 **底、料分煮**

大多数人煮粥时习惯将所有的东西一股脑全倒进锅里,行家煮粥可不这样做。应该分清粥底和辅料,分别煮的煮、焯的焯,最后再放到一起熬煮片刻,且绝不超过 10 分钟。这样熬出的粥品质清爽,每样东西的味道都熬出来了又不串味。特别是当辅料为肉及海鲜时,更应将粥底和辅料分开。

爱美的女性们都希望自己是个漂亮的公主,但是"太平公主"却一定无人愿意做,因为现在是一个流行波霸的年代,拥有骄人的三围是许多女人的梦想。看着胸前丰满的女人们招摇过市,而胸部小小的女孩却不敢穿比基尼,不敢穿漂亮的 V 领长裙。

你是否也想告别"飞机场"的平坦,"搓衣板"的骨感,做一个昂首挺胸的女人呢?如果你对自己身材有所期待,如果你对各大媒体宣传的丰胸产品感到怀疑,不如现在自己动手,买一些随手可得的食材,花小钱一样可以健康地"独傲群芳"哦。

美丽 DIY——粗粮丰胸

1 丰胸精油

精选材料:天竺葵、依兰、茴香各 5 滴,迷迭香 10 滴,植物油 50 毫升。

制作步骤:将以上材料混合,搅拌均匀即可。

使用方法:取适量按摩油,抹于乳房的四周,利用双手的推动,避开乳头位置,以顺、逆时针的手法打圈,将精油疗效慢慢渗入皮下组织。

适用人群:适合任何肤质的人群。

美丽功效:润泽肌肤,促进乳房发育。

美丽啰唆:这里的植物油,可以选用芝麻油或是花生油,效果都非常不错。如果你喜欢清香的精油,也可以用玫瑰 2 滴、茴香 4 滴、天竺葵 3 滴、甜杏仁 20 毫升做成精油,然后按摩乳房 10 分钟,最终也能达到丰胸目的。

2 紧胸精油

精选材料:乳香、天竺葵、迷迭香各 5 滴,薰衣草 10 滴,植物油 50 毫升。

制作步骤:将以上材料混合,搅拌均匀即成。

使用方法:取适量按摩油,抹于乳房的四周,避开乳头的位置,以顺、逆时针的手法打圈,并缓缓用力按摩,将精油疗效慢慢渗入皮下组织。

适用人群:适合任何肤质的人群。

美丽功效:促进肌肉强健,使胸形更加坚挺。

美丽啰唆:乳香具紧食功效,薰衣草可帮助放松紧绷的心情,再配合植物油,具有全面性的疗效,不仅有助丰胸,还能改善胸部下垂、外扩现象,进而提升胸部线条。

 **美胸精油**

精选材料:柠檬、迷迭香、玫瑰各5滴,薰衣草10滴,植物油50毫升。

制作步骤:将以上材料混合,然后搅拌均匀就可以了。

使用方法:取适量精油,抹于乳房四周,注意避开乳头,然后以顺、逆时针的方法慢慢打圈、按摩,以便精油进入皮下组织。

适用人群:适合任何肤质的人群。

美丽功效:促进淋巴和血液循环,改善乳房肤质。

美丽啰唆:如果你对柠檬敏感的话,可以适当少放一点。但是,柠檬具有美白的功效,如你想改善腋下黯沉的话,一定不能少了它呦。

美丽 DIY——粗粮细吃

(一) 花生丰胸法

推荐理由:花生以富含维生素E著称,能促使卵巢发育和完善,使成熟的卵细胞增加,刺激雌激素的分泌,从而促进乳腺管增长,乳房长大。

 **花生猪蹄汤**

精选材料:花生米100克,大枣10

美丽小贴士

拥有一对傲人的双胸是许多女性梦寐以求的,虽然采用精油按摩能有效丰胸,但是如果不避开平时的一些坏习惯,丰胸效果也不会很好哦,因此一定要注意以下的坏习惯。

①快速减肥。经常性地快速减肥,很容易导致胸部缩水、下垂、松垮。

②不穿胸罩。不穿胸罩虽然舒服了,但是很容易造成胸部下垂及外扩的。

③坐姿不正确。对经常伏案工作、使用电脑的女性来说,她们最常见的姿势就是屈身在办公桌、电脑前,长时间保持一个含胸的姿势。这样时间长了,不仅会影响乳房的挺拔度,而且乳房还会感到胀痛、刺痛等。

枚,猪蹄2只,盐少许。

制作步骤:①将花生米、大枣用水泡1个小时,捞出。②将猪蹄去毛、洗净、剁开。③锅置火上,放入适量清水,加入花生米、大枣、猪蹄。用旺火烧开后用文火炖至熟烂,放入精盐调味即成。

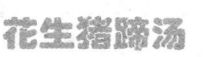 **牛奶炖花生**

精选材料:花生米100克,枸杞子

20 克,银耳 30 克,牛奶 1500 毫升,冰糖适量。

制作步骤:①将银耳、枸杞子、花生米洗净。②锅上火,放入牛奶,加入银耳、枸杞子、花生米、冰糖共煮,花生米烂熟时即可。

(二) 核桃丰胸法

推荐理由:核桃味甘性平,能补气益血,温补肾肺,从而达到丰胸的目的。常吃核桃还可使身体健美、肌肤光润。

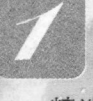
核桃豆腐羹

精选材料:核桃仁 100 克、芝麻、莲子适量、豆腐 1 盒、骨头汤 1 大碗。

制作步骤:①将核桃、芝麻、莲子分别用小火干炒后压碎。②豆腐切丁加入高汤炖 15 分钟。③将豆腐起锅,撒上碾碎的核桃、芝麻、莲子即可。

核桃排骨汤

精选材料:排骨 500 克,核桃肉 100 克,茨实 100 克,陈皮、姜各一小块。

制作步骤:①排骨放入锅中,加上水(以没过排骨为好),并加几片姜,滚水煮 10 分钟之后捞起并洗净备用。②陈皮泡软,并将煮好的排骨和其他材料一起放入砂锅,加入六碗水。③大火煲滚转小火慢煲 3 小时。④起锅再加盐调味,汤就煲好了。

(三) 大豆丰胸法

推荐理由:大豆含有植物性雌激素,能延缓衰老,促进乳房发育,而且可从内分泌方面延长女性的脏器功能,使之更加健康和充满活力。

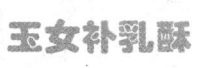
玉女补乳酥

精选材料:花生 100 克,红枣去核 100 克,黄豆 100 克。

制作步骤:①花生及黄豆连皮烘干后,磨成粉;红枣切碎,与前料拌匀,加少许水使其成形。②将其揉成小球后,再压成小圆饼形状。③烤箱预热 10 分钟,再以 150℃烘烤 15 分钟即成。

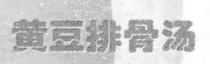
黄豆排骨汤

精选材料:黄豆 500 克,猪排骨 800 克,料酒、精盐、味精、葱段、姜片、青蒜片、酱油各适量。

制作步骤:①将黄豆择洗好后,放入清水中浸泡 5 小时。②排骨洗净,斩成 3 厘米长的块,放入砂锅内,加入葱段、姜片、料酒、酱油、适量水,煮沸后,撇去浮沫。③把黄豆加进去,用文火炖至黄豆酥软。④临食时,加精盐和味精调味,盛入大汤碗内撒上青蒜片,搅匀即可。

 **猪脚木瓜黄豆汤**

精选材料：木瓜一个，猪脚一只，黄豆 200 克，葱、姜、料酒少许。

制作步骤：①先将猪脚皮刮洗干净切块，用滚水烫一下去腥。②煮一锅滚水放入葱、姜、料酒，将黄豆及猪脚在小火上炖 2 小时。③木瓜去皮去籽，放入锅中，再炖半小时。④汤炖好熄火，盛入碗中，上桌前撒入少许盐。

温馨小提示：豆制品并非人人皆宜

大豆被称为"豆中之王"，因为它拥有极高的经济价值，仅蛋白质一项就比瘦肉高一倍，比鸡蛋高两倍，比牛奶高一倍，是备受营养学家推崇的食物。虽然大豆有诸多好处，但也并非人人适宜，患有以下疾病的人就应当忌食或者少吃。

 **消化性溃疡**

严重消化性溃疡病人不要食用豆制品，因为豆制品的嘌呤含量高，有促进胃液分泌的作用，并且其中的膳食纤维还会对胃黏膜造成机械性损伤。

 **胃炎**

急性胃炎和慢性浅表性胃炎的病人也不能食用豆制品，以免刺激胃酸分泌从而引起胀气。

 **糖尿病肾病**

引起糖尿病患者死亡的主要并发症是糖尿病肾病，当患者有尿素氮潴留时，不宜食用豆制品。

 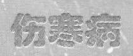 **伤寒病**

尽管长期高热的伤寒病人应摄取高热量高蛋白饮食，但在急性期和恢复期，为预防出现腹胀，不宜饮用豆浆。

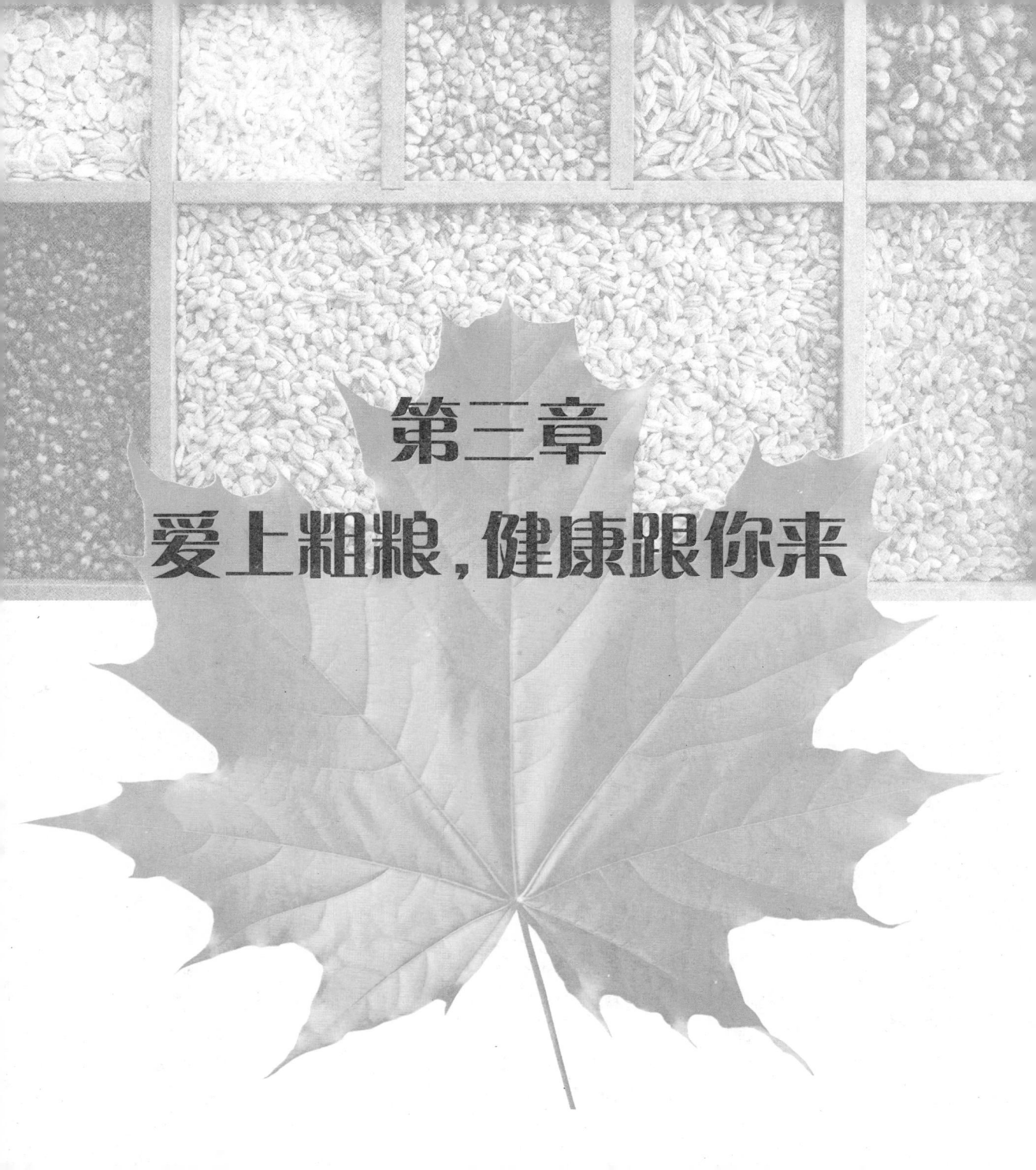

第三章
爱上粗粮，健康跟你来

生活中,经常看到有些人三天两头往医院跑,不是感冒了,就是拉肚子了,一副弱不禁风"林妹妹"的形象。他们还一个劲儿怨天尤人呢,抱怨该死的天气反复无常,怪罪那些可恶的细菌、病毒。

其实,人只有在免疫力低下的时候,才会生病。这就好比你没有锁好门,小偷进来偷走了你的东西,而你只怪可恨的小偷,却看不到是因为你没有锁好门,才让小偷乘虚而入的。只有我们的身体强壮了,"小偷"才会无计可施呦!

每个人出生时,上天都赐给我们一位世界上最好的"医生"——免疫系统,它就如同一支训练有素的精锐部队,一旦疾病入侵,它便能有效地抵抗来保护我们的身体。如果你的"医生"不够强大,疾病就找上门来了。

那么,我们如何才能让身体里的"医生"变得强大,无坚不摧呢?我们可以通过饮食来实现,例如蘑菇、猴头菇、草菇、黑木耳、银耳、苦菜、百合等。我们在此推荐三种可以增加人体免疫力的粗粮,如果你是"林妹妹",不妨试试。

健康 DIY——粗粮细吃

(一) 苦菜营养餐

推荐理由:苦菜除了营养丰富外,它的药用价值也十分广泛。苦菜有助于促进人体内抗体的合成,增强机体免疫力,促进大脑机能。苦菜中丰富的铁元素有利于预防贫血;多种维生素可促进伤口愈合,防止维生素缺乏。

1 苦菜芽炒鸡丝

精选材料:鸡胸脯肉 400 克,葱、姜丝各 25 克,苦菜芽 200 克,鸡蛋清 25克,植物油 800 毫升,料酒 15 克,香油、白糖、湿淀粉各 10 克,盐 4 克,味精 7 克。

制作步骤:①用盐 2 克、葱、姜丝、料酒、鸡汤、味精、白糖和湿淀粉适量兑成汁;把苦菜芽去根,留嫩芽约 3 厘米长,洗净。②鸡胸脯肉去筋皮切成丝,用鸡蛋清、湿淀粉加盐拌匀浆好。③炒勺上火,放入植物油烧至四成热,放入鸡丝拨散,划透后即倒入漏勺内沥油。④炒勺回到旺火上,烧热后倒入划透的鸡丝和苦菜芽,烹入兑好的汁,颠翻几下,把香油淋入即可。

食用方法:适量食用。

2 蒜茸拌苦菜

精选材料:苦菜 500 克,大蒜 15克,盐 3 克,味精 2 克,香油 5 克。

制作步骤:①大蒜去皮洗净捣成蒜茸。②将苦菜嫩茎叶去杂洗净,入沸水锅内焯一下。③捞出用清水冲洗去苦味,挤干水分,切碎放入盘内。④浇上蒜茸和调料,拌匀即可。

食用方法:用量自愿。

 **苦菜扣肉**

精选材料:五花肉 600 克,苦菜 200 克,大葱、姜各 10 克,大蒜 5 克,盐 8 克,味精 4 克,白砂糖、料酒、淀粉、大料各 5 克,花椒 8 克,桂皮 1 克,番茄酱、花椒油各 5 克,猪油 20 克。

制作步骤:①白糖加水适量溶化成糖水。②将嫩苦菜择洗干净,入沸水锅中焯一下;捞出用凉水冷却后沥水,平铺于盘底待用。③将五花肉刮洗干净,切成 10 厘米见方的块,下锅煮沸,打去浮沫,然后放姜片、大料、花椒、盐煮至七成熟捞出。用干布擦匀肉皮上的水分,然后再涂上糖水,隔 2 分钟再涂一次备用。④将炒锅内的猪油烧热,将上色的肉块皮朝下,入油锅炸至肉皮呈红褐色时捞出沥油,再回沸水锅中煮约 1 分钟捞出。⑤肉皮朝下放于案上,切成小的正方块,刀深至肉皮,然后装入碗内(皮朝下),入笼,大火蒸 2 小时;取出把汤汁倒入另一碗中待用。⑥把蒸好的肉反扣在苦菜盘中,肉皮朝上,将倒出来的汤汁加入锅中,加番茄酱、料酒、花椒油,用湿淀粉勾薄芡,浇在盘中的肉和苦菜上即成。

食用方法:随餐食用。

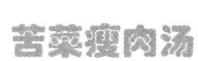 **苦菜瘦肉汤**

精选材料:苦菜 30 克, 生姜 10 克,猪瘦肉 100 克,食盐、大蒜、味精各适量。

制作步骤:①将猪瘦肉去筋膜,洗净切片,与苦菜、生姜一并放入砂锅中,加清水适量煎煮。②用慢火煮至熟烂后去渣,调味服食,食肉饮汤。

食用方法:与米饭一起食用。

【健康红绿灯】

1. 苦菜性寒,脾胃虚寒者应忌食。

2. 热天适当吃些苦菜,不仅能清心除烦、醒脑提神, 还可增进食欲、健脾利胃。

3. 苦菜要用开水烫一下,这样苦味就可以除掉了。

4. 苦菜不能与蜂蜜一起食用。

(二) 马齿苋营养餐

推荐理由:马齿苋含有大量去甲基肾上腺素和多量钾盐,还含有二羟乙胺、苹果酸、箭荡糖等营养成分,这对痢疾杆菌、金黄色葡萄球菌、大肠杆菌等多种细菌都有强力抑制作用,故有"天然抗生素"的美誉。

 **凉拌马齿苋**

精选材料:马齿苋 500 克, 仙人

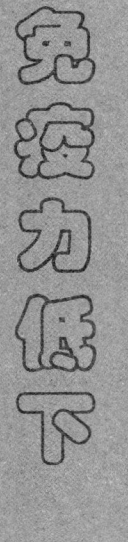

掌60克,白砂糖10克,醋5克,香油10克。

制作步骤:①将马齿苋洗净,切成段;仙人掌去刺、皮,切成丝。②二味放入沸水中焯过,加入白糖、醋、香油适量,拌匀即可。

食用方法:适量食用。

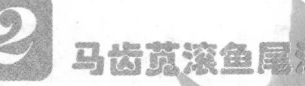

精选材料:马齿苋250克,鲩鱼尾300克,大蒜(白皮)10克,姜5克,盐3克,味精2克,植物油15克。

制作步骤:①先把马齿苋除去根,择去老叶,取嫩的部分掐短,清水洗净,沥干水;大蒜去皮洗净捣成蒜茸;姜洗净切片。②将鲩鱼尾洗净,抹干水,加入少许精盐腌15分钟。③烧热锅,下油2汤匙,放入姜片和鱼尾,煎至两面皆呈黄色铲起。④放下蒜茸爆香,加入清水7杯,武火烧滚,放入鲩鱼尾,大火滚约5分钟,再到入马齿苋菜,煮沸,慢火煮约10分钟,加入精盐和味精调味即可。

食用方法:适量食用。

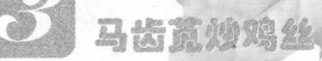

精选材料:鲜马齿苋400克,鸡脯肉100克,葱、姜末各10克,蛋清1枚。

制作步骤:①将马齿苋择洗干净,沥水备用。②鸡脯肉切细丝,放碗内,加盐、味精、料酒抓匀,再放蛋清、湿淀粉

抓匀。③炒勺置中火上,加油烧至五成热,下鸡丝划散,倒入漏勺沥油。④炒勺置旺火上,加油烧至七成热时,煸葱、姜末,下马齿苋、料酒、清汤,炒至断生,下盐、味精、鸡丝炒匀,再放湿淀粉勾薄芡,最后淋香油,装盘即可。

食用方法:适量食用。

 马齿苋粥

精选材料:鲜马齿苋100克,粳米50克,葱花5克。

制作步骤:①将马齿苋去杂洗净,入沸水中焯片刻,捞出洗去黏液,切碎。②油锅烧热,放入葱花煸香,再投入马齿苋,加精盐炒至入味,出锅待用。③将粳米淘洗干净,放入锅内,加适量水煮熟,放入马齿苋煮至成粥,出锅即成。

食用方法:适量食用。

【健康红绿灯】

1. 脾胃索虚,腹泻便溏之人应忌食马齿苋。

2. 怀孕女性,尤其是有习惯性流产的孕妇忌食马齿苋。

3. 马齿苋忌与甲鱼同食,否则会使食用者肠胃消化不良,食物中毒等。

(三) 豌豆营养餐

推荐理由:豌豆与一般蔬菜有所不同,所含的止杈酸、赤霉素和植物凝素等物质,具有抗菌消炎、增强新陈代谢

的功能。

豌豆鸡丝

精选材料:鸡脯肉 200 克,豌豆 50 克,油 500 毫升,蛋清 30 克,料酒 25 毫升,盐 2 克,味精 5 克,白糖 30 克,水淀粉 60 克,高汤 500 毫升。

制作步骤:①鸡肉切丝放碗里加蛋清、淀粉,抓匀糊;豌豆焯一下。②锅内放油,等油三四成热下鸡丝,划开后倒出。③锅内放料酒、高汤、盐、糖、鸡、豌豆、味精,开后除沫,勾芡,盛在汤碗里就可以吃啦。

食用方法:用量自愿。

 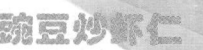
豌豆炒虾仁

精选材料:虾仁 250 克,嫩豌豆 100 克,鸡汤 25 毫升,料酒、精盐、味精、湿淀粉各 5 克,豆油、芝麻油、辣椒面各适量。

制作步骤:①将嫩豌豆洗净,放入开水锅中,用淡盐水汆一下,待用。②炒锅中火烧热,放入豆油,待三成热时,将虾仁入锅,快速用竹筷划散,炸约 10 秒钟,倒入漏勺,控油。③炒锅内留 25 毫升底油,烧热,投入辣椒,稍炒一下,放入豌豆,翻炒几下,再烹入料酒、鸡汤、盐、味精,随即放入虾仁,用湿淀粉勾薄芡,将炒锅颠翻几下,淋上芝麻油,出

锅,入盘即可。

食用方法:用量自愿。

肉末烩豌豆

精选材料:瘦猪肉馅、鲜豌豆、盐、鸡汤、料酒、鸡精、鸡蛋清、水淀粉、葱、姜各适量。

制作步骤:①将瘦猪肉馅用刀背砸成泥,放到碗里,加入盐、料酒、鸡精、鸡蛋清搅拌成稠糊;②将肉泥糊倒在漏勺里,用手勺向下压出豌豆粒大小的肉珠;葱段、姜片泡在碗里待用;③坐锅点火放入鸡汤,烧至五成热时倒入肉珠煮 5 分钟后撇去浮沫,再放入豌豆煮透,加入盐、料酒、鸡精、葱姜水,用水淀粉勾芡,成羹状即可出锅。

食用方法:随餐食用。

豌豆炒腊肉

精选材料:腊肉 100 克,豌豆 300 克,植物油 15 毫升,白砂糖 3 克,料酒 5 毫升,盐 2 克,味精 2 克。

制作步骤:①将熟腊肉去皮,切成小长方片;鲜豌豆洗净。②将炒锅置火上,放油烧热;先放腊肉片速炒,边炒边淋上少许高汤汁烧开。③再烹入料酒,放入豌豆、白糖、精盐同炒 2 分钟,见豌豆转为翠绿色时,调入味精出锅装盘。

食用方法:随餐食用。

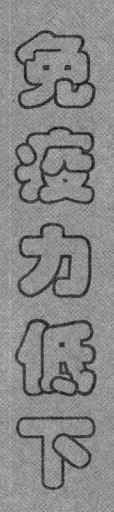

一

免疫力低下

豌豆煮小虾

精选材料:绿豌豆 300 克,烟肉 2 片,小洋葱 8 个,生菜 50 克,调味香草 1 束,水适量,小虾 200 克,蒜 1 瓣,冬葱 1 个,白葡萄酒 80 毫升,鸡汤 400 毫升,绿豌豆的煮汁,小番茄 8 个,番莞妥茎、盐、胡椒、牛油适量。

制作步骤:①用牛油炒烟肉出味,倒入小洋葱翻炒,再加生菜翻炒至软,倒入绿豌豆略炒一下,注入恰好能淹没锅中材料的水,加盐、胡椒、调味香草,盖上锅盖,用弱火把豌豆煮软。②加热溶化牛油,投入蒜和虾头,充分地翻炒后,放入虾身和冬葱翻炒,注入白葡萄酒和鸡汤,煮沸后转为弱火煮沸 20 分钟,时时清除浮沫,如果虾肉煮熟了,及时捞出来剥壳,并把壳再倒入锅中煮。③用圆锥滤勺过滤虾汁,把虾汁和绿豌豆煮汁放到一个锅中煮沸,端离火炉后倒入牛油,用锅的余热溶化并混入牛油。④把虾汁倒进绿豌豆锅中,加进虾肉和小番茄,放在火炉上重新加热一下,加盐和胡椒调味。装盘后将番莞妥茎切碎撒在盘上。

食用方法:随餐食用,用量自愿。

【健康红绿灯】

豌豆中富含人体所需的各种营养物质,尤其是含有优质蛋白质,可以提高机体的抗病能力和康复能力。

温馨小提示:苦菜、马齿苋的挑选

苦菜是我们比较熟悉的野菜,苦菜的嫩苗和鲜根都可以食用。在选购时,主要看苦菜是否鲜嫩。除了鲜嫩外,以无枯叶、无病叶、无老根、株形整齐的苦菜为好,否则苦菜的营养就会大打折扣的。

选购马齿苋,以节叶间呈白灰色、株小、质嫩、叶多、色青绿者为佳品。切勿选择开花或结子的马齿苋,这样的马齿苋吃起来口感和营养都较差。

炊具的选择

熬鲜汤用陈年瓦罐效果最佳。瓦罐是经过高温烧制而成，具有通气性、吸附性强、传热均匀、散热缓慢等特点。熬汤时，瓦罐能均衡而持久地把外界热能传递给里面的原料，而相对平衡的环境温度，又有利于水分子与食物的相互渗透，这种相互渗透的时间维持得越长，鲜香成分溢出得越多，熬出的汤的滋味就越鲜醇，原料的质地就越酥烂。

一般说来，砂锅和瓦罐都能将汤的鲜美煲出来，选择一款大小适中、质地细腻的砂锅便已经成功了一半。现在也有人用电饭煲、电汤煲来煲汤，虽说不如砂锅、瓦罐煲的汤来得有质感，但同样能达到强身健体的目的。

方法的选择

煲汤或者煲药膳有两种方法，一个是"煲"，另一个是"炖"，也就是"隔水炖"。

"煲"是将原料在开水内烫去血污和腥膻气味，再放入陶制的器皿内，加葱、姜、酒等调味品和水，加盖，直接放在火上烹制。烹制时，先用旺火煮沸，撇去泡沫，再移微火上炖至酥烂。炖煮的时间，可根据原料的性质而定，一般约二、三小时左右。煲汤会使汤水越来越少，食材酥软，炖汤则是原汁不动，清而不混浊。

而"隔水炖"则是用隔水方式蒸煮为原则。隔水炖法是将原料在沸水内烫去腥污后，放入瓷制、陶制的钵内，加葱、姜、酒等调味品与汤汁，用纸封口，将钵放入水锅内，盖紧锅盖，不使漏气。以旺火烧。使锅内的水不断滚沸，大约三小时左右即可炖好。那么，做药膳最关键的地方恰恰在于保留原汁原味，要的就是食材的全部营养和功效，因此，做药膳用隔水炖的方法是最好的。

(待续)

粗粮健康又美容

二 失眠

躺在床上,辗转反侧,头脑依然清醒;半夜常常被噩梦惊醒,醒后又是无奈地等待天明;早晨起来,格外地累,好像整夜都没有休息……

对于失眠的人来说,这些情景实在太熟悉不过了,他们每天都在经历着。俗话说,会休息的人才会工作,可实际上却有很多人在遭受着失眠的折磨,是什么让他们难以入眠呢?

有人说,这世界变化太快了,工作不顺利,压力加大,家庭矛盾,相恋失恋,子女就学等,这些头痛的问题让人彻夜难眠。有的时候,觉得睡觉竟然成了一件非常困难的事情。你知道吗?人的一生大约有三分之一的时间是在睡眠中度过的,以70岁的正常寿命计算,那么他所花在睡眠上的时间大约是27年的时间,由此可见睡眠在人的生命中的是多么重要啊!

你是否也在经受失眠的折磨呢?你是否也在服用失眠药物呢?慢慢地,失眠药似乎已经对你无济于事了,你依然无法摆脱失眠的痛苦,怎么办?是在痛苦中等待天明呢?还是在忐忑不安中加大安眠药的用量。有没有一种方法能让你既不用担心副作用,又能安心睡到天亮呢?试试粗粮带给你的全新睡眠感受吧。

健康DIY——粗粮细吃

（一） 莲子营养餐

推荐理由:中医认为,莲子有益心补肾、健脾止泻、养心安神的作用。莲子芯味道非常苦,所含的生物碱具有显著的强心作用,能扩张外周血管,降低血压。莲子芯还有很好的去心火的功效,可以治疗口舌生疮,并有助于睡眠。

1 龙眼莲子羹

精选材料:龙眼肉20克,莲子(去衣)20克,百合20克,冰糖20克。

制作步骤:①先用开水浸泡莲子,脱去薄皮;百合洗净,开水浸泡。②将龙眼肉、莲子、百合、冰糖放入大碗中,加足水蒸透,即可食用。

食用方法:早晚服用或作点心服食。

2 竹叶莲桂羹

精选材料:新鲜苦竹叶50克,莲子20克,肉桂2克,鸡蛋1个。

制作步骤:①竹叶、莲子熬水,莲子煮熟;肉桂细研成粉。②在碗中将鸡蛋打散,将竹叶、莲子水(沸水)倒入打散的鸡蛋内,随即放入肉桂粉。③搅拌均匀,根据喜好自行调味。

食用方法:作早晚餐服用。

 **茯神莲子猴头菇汤**

精选材料:茯神、莲子、猴头菇各30克,瘦肉250克。

制作步骤:将以上材料加适量清水煲2小时。

食用方法:用量自愿。

 **莲子百合瘦肉粥**

精选材料:莲子(去芯)20克,百合20克,瘦猪肉100克。

制作步骤:将以上材料加水适量同煲,肉熟烂后加盐调味食用。

食用方法:每日1次。

 **莲子猪心粥**

精选材料:普通大米100克,猪心1个,莲子60克,桂圆肉10克,姜1小片,金针菇少量,鸡精粉、盐、食用油少量。

制作步骤:①先将猪心切薄片,放入清水中浸泡以去除血污。②将大米、莲子、桂圆肉放入开水锅中煮至将成粥时,放入金针菇、姜片煮5分钟,再放入猪心,煮约2分钟,调味供用。

食用方法:每周3次。

 **芙蓉莲子**

精选材料:莲子200克,番茄100克,鸡蛋清150克,白砂糖100克。

制作步骤:①莲子用开水浸泡3次,再进蒸笼蒸10分钟;蒸熟的莲子去掉莲子心,加白糖、清水1000毫升,放入锅里煮成莲子汤。②将鸡蛋清打成白棉花状;用西红柿的皮削成带状,在蛋白上砌寿字或喜字。③摆砌好后入蒸笼蒸片刻;将莲子汤盛出,放入汤窝内,把蒸熟的鸡蛋清移放在糖水上即成。

食用方法:每周3次。

【健康红绿灯】

1. 变黄发霉的莲子不要食用。

2. 莲心味苦,研末后吞服较好。

3. 莲子是滋补之品,便秘和脘腹胀闷者忌用。

(二) 柏子仁营养餐

推荐理由:柏子仁具有养心安神、润肠通便的作用,多用于虚烦不眠、心悸怔忡、肠燥便秘等症。

 **柏子仁炖猪心**

精选材料:柏子仁10~15克,猪心1个。

制作步骤:将柏子仁放猪心内,隔水炖熟服食。

食用方法:3天左右炖服一次,一般2~3次显效。

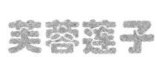

2 柏子仁粥

精选材料:柏子仁 10~15 克,粳米 50~100 克,蜂蜜适量。

制作步骤:①先将柏子仁去尽皮、壳、杂质,捣烂。②同粳米煮粥,待粥将熟时,对入蜂蜜,稍煮一二沸即可。

食用方法:每日服 2 次,2~3 天为一疗程。

3 双仁粥

精选材料:酸枣仁、柏子仁各 10 克,红枣 5 枚,粳米 100 克,红糖少许。

制作步骤:①先煎酸枣仁、柏子仁、红枣,取汁去渣。②同粳米煮粥,粥成调入红糖稍煮即可。

食用方法:每日 1~2 次, 空腹温热食。

4 阿胶佛手羹

精选材料:阿胶 5 克, 佛手片 10 克,柏子仁 15 克,鸡肝 1 具,冰糖 20 克。

制作步骤:①柏子仁炒香研粉;阿胶加水烊化;佛手片、冰糖加水煮开。②鸡肝捣烂,纱布包裹,在佛手冰糖开水中用勺来回挤压;除去布包,再倒入已烊化的阿胶中。③兑入柏子仁粉,搅匀即可。

食用方法:作早晚餐食用。

【健康红绿灯】

1. 便溏及痰多者不宜食用柏子仁。
2. 柏子仁不宜与菊花、羊蹄同食。

(三) 核桃营养餐

推荐理由:核桃是食品中的佼佼者, 历代医书中对其保健作用非常推崇,称其能"通经络、润血脉,黑须发,常服皮肉细腻光润"。现代医学研究认为,核桃中的磷脂,对脑神经有良好的保健作用。

1 核桃仁烧羊肉

精选材料:核桃仁 150 克, 羊肉 300 克,鸡蛋 100 克,面粉 15 克,食油 75 毫升,细盐、料酒、味精、姜汁各少许。

制作步骤:①将羊肉切成薄薄的片,放入碗内,加细盐、料酒、味精、姜汁调匀,腌片刻。②核桃仁用开水冲一下,除去水,再用开水冲一次,稍焖一会,再把水除去,变软后用竹签剥净皮,剁成末放入盘内。③鸡蛋打散搅匀。④羊肉全部蘸上一层薄面粉,再蘸匀蛋液,放入盛有核桃仁末的盘内,两面蘸匀,放入盘内。⑤锅内放油,上火烧至五、六成热,将核桃羊肉入油锅浸炸,轻轻搅动,炸 3 分钟,熟透捞出,盛盘即可。

食用方法:适量食用。

 **核桃杞子煲鸡蛋**

精选材料：枸杞子 10 克，核桃仁 15 克，鸡蛋 2 个。

制作步骤：①将以上材料共放煲内，加清水同煲。②蛋熟后取出去壳，再煲 3 分钟即可。

食用方法：饮汤吃蛋，每日 1 次。

 **琥珀核桃花枝饼**

精选材料：核桃肉 80 克，墨鱼 1 只，饼干 8 块，蛋 1 只，生粉 1 汤匙，盐 1/2 茶匙，蛋白少许。

制作步骤：①将墨鱼撕去外衣，冲洗干净，切片，用搅拌机搅成肉浆加入调味料搅成墨鱼胶，放入冰箱冷藏约 1 小时备用。②核桃肉氽水后沥干备用。

③每片饼干涂上墨鱼胶，放上三粒核桃肉，将涂有墨鱼胶的一面向下放入油中炸至金黄色，沥干油分即可。

食用方法：适量食用。

 **丹核佛片汤**

精选材料：核桃仁 5 个，佛手片 6 克，丹参 15 克，白糖 50 克。

制作步骤：①将丹参、佛手煎汤。②核桃仁、白糖捣烂如泥状，加入丹参、佛手汤中，用文火煎煮 10 分钟即成。

食用方法：每日 2 次，连服数日。

【健康红绿灯】

1. 核桃不能与野鸡肉同食。

2. 核桃不能与酒同食，因为核桃性热，多食生痰动火，而白酒也属甘辛大热，二者同食，易致血热。

温馨小提示：莲子的挑选

挑选莲子时，既不要挑选太白的，也不要挑选太黄的，要挑选微微发黄的，以个大、饱满、无皱、整齐者为佳。此外，还要观察莲子的表皮，表皮颜色呈淡淡的嫩绿黄色，表明莲子较嫩；而莲子表皮的绿色呈深绿色，则表明莲子已开始变老；若呈颜色较深的绿黄色，则表明莲子已老了，吃时若不去除莲心，入口就会有苦味。

粗粮健康又美容

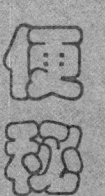
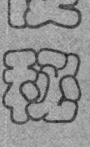

便秘

便秘，一个说小不小，说大不大的疾病。如今，已经有越来越多的人受到便秘的侵扰，不是很流行这样一句话嘛，"人在江湖飘，谁能不便秘"，虽然只是一句笑话，不过也足以说明它的"普及率"之高。

每天在办公室里练习"坐"功的白领一族，还有每天在出租车里坐到屁股痛的的哥的姐们，都是便秘的忠实"粉丝"。便秘让很多人苦不堪言，比如上班族，总不能一天到晚总去厕所吧，一去就是半天，老板责怪起来，也不敢实话实说。

其实，便秘带给人们的伤害远不止这些，便秘会增加体内毒素，导致机体新陈代谢紊乱、内分泌失调及微量元素不均衡，从而使皮肤色素沉着，毛发枯干，并产生黄褐斑、青春痘及痤疮等。便秘还会引起轻度毒血症症状，如食欲减退、精神萎靡、头晕乏力，久之又会导致贫血和营养不良。

便秘危害很多，服用药物治疗便秘，又会形成依赖性，怎么办？试试下面的粗粮治疗法吧，无需刻意去食用它，只要你在平时的饮食中适当增加一些粗粮，你的难言之隐就会迎刃而解啦！

健康 DIY——粗粮细吃

（一） 黄豆营养餐

推荐理由：黄豆中富含的膳食纤维，在肠道内吸收水分，形成胶体，能促进肠道蠕动，利于粪便的排泄。因此，适量食用黄豆，能预防发生便秘，还有预防肠癌的作用。

1 黄豆炖猪蹄

精选材料：猪蹄，黄豆，调味料。

制作步骤：①将猪蹄洗净，入卤水中上色入味，捞出剁块。②将猪蹄与洗净的黄豆一起炖至软烂，加调味料。

食用方法：用量自愿。

2 木耳烧腐竹

精选材料：鲜木耳 100 克、腐竹 50 克，红椒 1 只，葱 5 克，花生油、盐、味精、白糖、湿生粉各适量。

制作步骤：①鲜木耳洗净切丝；腐竹用温水泡透，切丝；红椒切丝；葱切段。②烧锅加水，待水开时，下入木耳、腐竹，煮去豆腥味，倒出待用。③另烧锅下油，下入红椒丝、葱段、木耳，腐竹，翻炒数次，调入盐、味精、白糖炒透入味，然后用湿生粉勾芡，出锅即成。

食用方法：三天吃一次。

 **臊子豆花**

精选材料:黄豆 500 克,水 5.5 升,猪肉末 500 克,内脂、豆瓣酱、盐、味精、糖酱油、胡萝卜丁、冬笋丁、葱和姜末各适量。

制作步骤:①黄豆洗净后用水泡 3 小时, 把泡好的黄豆加入 2500~3000 毫升水磨成豆浆,再放入锅中加入余下水,放火上煮开。在干净的盆内放入内脂,用清水化开,再放入煮开的豆浆,定形后成豆花。②炒锅加热放油,放入猪肉末煸炒,把猪肉末炒散后放入葱、姜末及豆瓣酱炒出香味;再加入盐、味精、糖、酱油、胡萝卜丁、冬笋丁制成酱。③豆花盛入碗中,放入酱后即可食用。

食用方法:用量自愿。

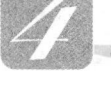 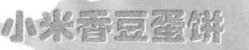 **小米香豆蛋饼**

精选材料:小米,黄豆,四季豆,普通面粉,泡打粉、鸡蛋、盐、味精、食用油各适量。

制作步骤:①小米和黄豆洗净,泡上一夜,然后将黄豆外皮搓掉,切成小碎粒。②四季豆择净,然后放入沸水烫一下,捞出沥水,再切成小薄圈。③调理盆中放入 1 小碗普通面粉、1 小勺泡打粉、四季豆碎、黄豆碎和 2 个鸡蛋,撒上适量的盐和味精,注入温水搅拌,最后将泡好的小米加入, 混合成稀糊状,静

置 10 分钟。④平锅放 2 勺食用油,油热后将面糊倒入,转小火,盖上盖子,煎上 10~15 分钟左右,再翻个,用同样的方法再煎另一面,待蛋饼变得蓬松、颜色金黄出香后,即可关火,切成小块儿,然后装盘食用。

食用方法:当点心食用,用量自愿。

 **汀州豆腐干**

精选材料:大豆 300 克, 酱油 100 毫升,白砂糖 50 克,桂皮、盐、茴香、肉桂、八角各适量。

制作步骤:①黄豆择净,用清水泡 2 小时捞起,渗水磨成豆浆,煮成豆腐脑,分舀入一块块净布中, 包成 1 厘米厚,长、宽各 14 厘米的块,放入豆腐夹中,盖上木板,压上石头,沥干水分约半小时取出,剥开净布即成嫩豆腐。②锅内加适量清水, 将所有香料包入布袋中,投入锅中,加酱油、白糖、精盐,搅匀烧沸,放入豆腐煮 10 分钟左右,即夹起排码在竹算上,置阳光下晒干即成。

食用方法:适量食用。

 花生黄豆烧排骨

精选材料:排骨 500 克,黄豆、花生共 300 克,大蒜、姜、老抽、糖、料酒、胡椒粉、五香粉、八角、花椒、橄榄油各适量,熟鸡蛋 2 个。

制作步骤:①花生、黄豆用凉水泡 3

小时以上;姜、大蒜去皮切末。②排骨洗净斩成块;锅中水烧开后加入排骨、料酒煮沸捞起备用;锅中倒入适量的油烧热,放入姜、大蒜、花椒炒香,加排骨炒干水分。③放入老抽上色,再加糖;上色后加入淹没排骨的水,加五香粉、八角、盐、黄豆、花生;大火煮 1 个小时,随后转小火炖到肉烂豆软。④放入卤料(老抽、胡椒粉、五香粉、八角)和熟鸡蛋,用小火焖煮,直到汤汁收干即成。

食用方法:适量食用。

【健康红绿灯】

1. 豆腐、豆浆、豆芽等豆制品具有宽中益气、和脾胃、消胀满的作用。

2. 服用非类固醇类抗雌激素或芳香抑制剂者,应避免食用黄豆。

(二) 红薯营养餐

推荐理由:红薯中含有大量的膳食纤维,能够有效刺激肠道蠕动和消化液的分泌,降低肠道疾病的发生率。红薯中还含有一种类似雌性激素的物质,对保护人体皮肤,延缓衰老有一定的作用,是世界卫生组织评选出来的"十大最佳蔬菜"的冠军。

1 红薯双仁汤

精选材料:红薯,杏仁,核桃仁,藕粉,盐,蜂蜜。

制作步骤:①将红薯去皮切片后切成细丝,放入油锅中炸成金黄色备用。②将杏仁、核桃仁用清水洗净,放入锅中加适量清水煮开,小火炖煮片刻后调入盐、蜂蜜;藕粉用温水调匀倒入锅中勾芡,出锅放入炸好的红薯丝即可。

食用方法:适量食用。

2 蜜汁炒红薯

精选材料:红薯,松仁,玉米粒,蛋黄,黄油,奶油,白糖,蜂蜜,桂花酱。

制作步骤:①将红薯切成两半,表面盖一层保鲜膜放入锅中蒸 20 分钟左右备用。②将蒸好的红薯刮出红薯泥,加入白糖、黄油、蛋黄、奶油搅拌均匀,再加入少许玉米粒。③锅中放入黄油化开后,倒入红薯泥小火炒匀,加少许食用油,转大火炒至不粘锅即可,出锅后淋上蜂蜜、桂花酱,撒松仁即可。

食用方法:适量食用。

3 咸味甘薯饭

精选材料:红薯 500 克,米 250 克,葱屑 2 大匙,油 1 匙,盐 1/2 大匙。

制作步骤:①红薯洗净、切成块状,沥干水分。②在炒锅里加入油,把红薯、葱屑放在锅里翻炒至香加入盐。③再加入适当的水,然后把米倒在红薯上,小火焖熟即可。

食用方法:主食,用量自愿。

三便秘

红薯饺子

精选材料:红薯 500 克、芝士粉 150 克、猪肉 500 克、鲜笋 100 克、生抽、胡椒粉、葱、麻油、盐、姜末。

制作步骤:①把红薯去皮洗净,切成薄片放到笼里蒸熟。②把蒸好的红薯压成薯泥,加芝士粉搓匀成团。③把鲜笋切成粒,入沸水煮后备用。④把猪肉剁成肉末,待油锅烧至四成热时,把猪肉末、姜末放下去炒散。然后加上鲜笋和其他调味料,煸熟入味时起锅。⑤把炒好的肉末等拌上葱,做成肉馅。⑥把红薯面团擀成圆形饺子皮,把肉馅包进去做成饺子,再上笼蒸熟即可。

食用方法:主食,用量自愿。

 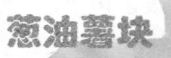

精选材料:红薯 500 克,大葱 30

克,植物油 40 克,胡椒粉 1 克,盐 2 克,香油 5 克,味精 1 克。

制作步骤:①将红薯洗净,削去皮,切成 2 厘米见方的块;大葱去根和老叶,洗净,切末。②将炒锅置大火上烧热,倒入植物油,待油热后先放入葱末,炒出香味时放入红薯块翻炒数分钟,加入精盐炒匀。③将红薯块拨到锅周围,加少许水于锅底,盖上锅盖,改用小火烧至红薯酥烂,加入味精和香油调匀,盛入盘中,撒上胡椒粉即可上桌供食。

食用方法:适量食用。

【健康红绿灯】

1. 红薯含有一种氧化酶,这种酶容易在人的胃肠道里产生大量二氧化碳气体。如红薯吃得过多,会使人腹胀、呃逆、放屁。

2. 中医认为,湿阻脾胃、气滞食积者应慎食红薯。

温馨小提示:红薯的挑选

①红薯不要挑圆滚滚的。要长条形的,纺锤形状的味道好些。②外皮不要有破损,要看起来更光滑的。③要选择外皮是红色的。白皮的红心红薯大多味道像南瓜,不太甜;红皮的甜糯。④闻起来没有霉味。发霉的红薯含酮毒素,不可食用。⑤不要发芽的红薯。发芽的红薯虽不似马铃薯有毒,但口感较差。

粗粮健康又美容

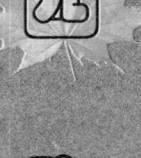

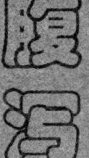

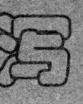

都市中,每个人都行色匆匆,紧张、忙碌已经成为都市人们生活的一大特点。早晨,边拿着从路边买来的早点,边追赶公交车。忙了大半天,饥肠辘辘的人们终于熬到了吃午饭的时候,一个电话外卖送到,没营养、太油腻。于是,在忙碌了一天后,人们更愿意将胃口留到晚上,约上几个好友,推杯换盏,大快朵颐,岂不乐哉!

殊不知,人们的身体正在承受着巨大的考验。饮食不洁,饮食无规律,让越来越多的白领一族深受腹泻的侵扰。长此以往,很多人已经把腹泻看成是一种正常现象。其实,腹泻并非我们想象的那样简单,它对健康的影响可不小呢。

比如,腹泻能引起营养不良、维生素缺乏、贫血。腹泻时,机体不但丢失大量水分和营养物质,还会丧失电解质,如钠、钾、钙及镁等。如丢失超过一定限度,就会出现电解质紊乱,还可能导致酸碱中毒。

所以,千万不能把腹泻大题小做。预防腹泻的最简单、最实用的方法就是平时多吃些粗粮。现代人吃惯了精细食物,适当吃些玉米、小米、高粱、燕麦、芋头等粗粮,对锻炼消化功能、全面吸收营养有好处。这里给大家介绍三种粗粮,供大家参考。

健康 DIY——粗粮细吃

(一) 高粱营养餐

推荐理由:高粱有一定的药效,具有和胃、健脾、消积、温中、涩肠胃、止霍乱的功效。高粱中含有单宁,有收敛固脱的作用,患有慢性腹泻的病人常食高粱有明显疗效。

1 高粱煎豆包儿

精选材料:高粱面5杯,小豆2杯,盐、白糖、油适量。

制作步骤:①将小豆煮好后捣碎,并加白糖做馅。②把4杯高粱面加1/2杯热水和面,再放入剩余高粱面,揉匀,捏成扁圆形。③在平锅里放油,将做好的高粱面皮下锅煎时,放入小豆馅,再把扁圆形面皮送半粘在上面,两面煎熟。④热的时候撒上白糖。

食用方法:早晚服用或作点心服食。

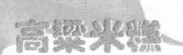

2 高粱米糕

精选材料:高粱600克,红豆沙300克,白砂糖150克。

制作步骤:①将高粱米洗净,倒入适量清水,放入笼内蒸熟,备用。②取2只瓷盘,取一半高粱米放入盘内铺平,用手压成2~3厘米厚的片,剩下的高粱米放入另一盘内压好。③将压好的高粱米扣在案板上，用刀抹平，再铺上厚薄均匀的豆沙馅，然后将另一半高粱米扣在豆沙馅上，再用刀抹平，食用时用刀切成菱形块，放入盘内，撒上糖即可。

食用方法：早晚服用或作点心服食。

 **高粱米粥**

精选材料：高粱米 50 克。

制作步骤：煮高粱米为粥（高粱米须煮烂），加入冰糖再煮，糖化后温服。

食用方法：早晚服用或作点心服食。

 **高粱点心**

精选材料：高粱粉、泡打粉、白糖、鸡蛋、芝麻、适量水。

制作步骤：①将高粱粉、泡打粉、白糖、鸡蛋和适量水调到黏稠，揉成面团。②把高粱面团按平蒸熟，下油锅稍炸。③出锅后撒上芝麻即可。

食用方法：早晚服用或作点心服食。

 **五谷蟹**

精选材料：螃蟹 500 克，淀粉（玉米）10 克，玉米面（黄）10 克，籼米粉 10 克，小麦面粉 10 克，高粱 10 克，盐、料酒、白砂糖、豆、姜、大葱、大蒜（白皮）、香油、辣椒、花椒、植物油、小葱、椰蓉、面包屑、辣椒粉、花椒粉、咖喱、鸡精、五香粉各适量。

制作步骤：①肉蟹揭盖去腮、肠，洗净切块；将蟹钳拍破，用精盐、姜、葱、料酒腌 5 分钟，再用干淀粉拍匀蟹肉刀口处。②坐锅点火倒油，待油至六成热时放入蟹肉（含蟹盖）炸至断生；放入干辣椒、花椒煸炒出香味后取出。③再放入姜葱蒜末、豆豉炒香，加入炸好的蟹块，放入料酒、精盐、鸡精、五谷粉裹匀蟹块，即可出锅食用。

食用方法：早晚服用或佐餐服食。

【健康红绿灯】

1. 食用过多的高粱就会影响消化，可导致肠道阻塞、脱水等急性症状。

2. 高粱具有干扰药物吸收的作用，它可以降低某些降血脂药和抗精神病药的药效。

（二）小米营养餐

推荐理由：小米有健脾和胃的作用，小米粥上的一层黏稠的"米油"营养极为丰富，对恢复胃肠消化功能很有帮助，比较适合脾胃虚热有反胃的人。

 **小米蒸排骨**

精选材料：猪小排（猪肋排）300

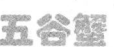

粗粮健康又美容

克,小米 150 克,豆豉 30 克,豆瓣酱 25 克、花椒 2 克,姜、大蒜、盐 4 克、味精 2 克、鸡粉 2 克。

制作步骤:①小米泡大约 1 小时后沥干水分待用;姜切末,葱切碎。②排骨斩件,抹干水分,用腌料腌味半小时。③泡好的小米与排骨拌匀放到碗里。④高压锅里加适量的清水,把装了排骨的碗放锅里,高压锅转小火蒸 25 分钟,关火,可以揭盖时揭开盖,撒葱花和红椒丝在排骨上,锅里放两汤匙的油烧热,淋在葱花上即可。

食用方法:适量食用。

2 山药小米粥

精选材料:山药 30 克,薏米 30 克,莲肉(去心)15 克,大枣 10 枚,小米 100 克,白糖少许。

制作步骤:将山药、薏米、莲肉、大枣与小米共煮粥,粥熟后,加白糖少许。

食用方法:早晚服用或作点心服食。

3 皮蛋杂食粥

精选材料:小米、薏仁、黑糯米、糙米等五谷杂粮各 100 克,猪瘦肉 50 克,皮蛋 1 个,香菇 50 克,葱丝和虾皮各少许,打散的鸡蛋,胡椒粉,盐。

制作步骤:①小米等杂粮洗净、煮熟备用。②皮蛋去壳切块,香菇洗净切丝,备用。③炒锅中放油加热,倒入香菇、虾皮爆香后加水煮开。④放入主料、猪肉和皮蛋,煮熟后加上调料,关火前撒上葱丝。

食用方法:早晚服用或作点心服食。

4 五谷饭

精选材料:大米 200 克,黏小米 200 克,黏高粱米 200 克,大麦 200 克,红豆 200 克精盐 10 克。

制作步骤:①把大米和大麦米洗净后,用水泡约 2 小时左右。②把黏小米洗净后捞出来放到笸箩里。黏高粱米洗净后捞出来用热水焯一下去掉涩味③将红豆煮到裂开为止,捞出来分别放进大米、黏小米、黏高粱米、大麦米中蒸。中间撒点盐水再蒸一会,等蒸熟,稍焖一会儿。④将蒸好的饭拌在一块再蒸一会儿,最后盛到盆里。

食用方法:早晚服用或作点心服食。

5 小米龙眼粥

精选材料:小米 100 克,桂圆 30 克,红砂糖 20 克。

制作步骤:①将小米与桂圆肉同煮成粥;②待粥熟,调入红糖。

食用方法:每日 1 次。

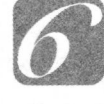

6 三色蒸糕

精选材料:糯米 10 克,黏小米 10

克,黏高粱米 10 克,大米 70 克,白糖 5 克,精盐 5 克,绿豆 100 克。

制作步骤:①将糯米、高粱米、黏小米、大米洗净后磨成粉。将大米分成三份,分别放入其他三种米粉里。②将绿豆粗磨一下泡到水里,剥皮后放入笼屉里蒸成豆泥,然后在上面撒一点精盐。③在准备好的三种面粉中倒入掺了精盐和白糖的水,边用两手搓,边用筛子筛。④在蒸笼里铺上湿纱布,在纱布上面铺上一层薄薄的绿豆粉,然后再铺上掺黏米粒的米粉,蒸 10 分钟左右。然后上面再铺一层绿豆泥,其上面铺一层掺杂黏高粱米的米粉,也蒸 10 分钟左右。反复上面的程序,最上面铺一层绿豆泥以后,蒸 15 分钟左右。⑤待年糕蒸熟以后,拿出来切成适当的大小放到碟子里。

食用方法:早晚服用或作点心服食。

1. 小米粥不宜太稀薄;淘米时不应用手搓,忌长时间浸泡或用热水淘米。

2. 小米忌与杏仁同食。

(三) 芋头营养餐

推荐理由:芋头口感细软,绵甜香糯,易于消化而不会引起中毒,是一种很好的碱性食物。芋头中有一种天然的多糖高分子植物胶体,有很好的止泻作用,并能增强人体的免疫功能。芋头对乳腺癌、甲状腺癌、恶性淋巴瘤患者及伴有淋巴肿大、淋巴结转移者有辅助治疗功效。

芋头仔烧鸡块

精选材料:光鸡 350 克,小芋头 500 克,青花椒、干辣椒、八角、姜、油、生抽、豆瓣酱、白糖各适量。

制作步骤:①光鸡洗净斩块,放入沸水中汆烫去血水和异味,捞起沥干水备用。②小芋头削去外皮,洗净切成滚刀块;干辣椒切成丁;烧热 2 汤匙油,以小火炒香青花椒、干辣椒、八角和姜片,加入 2 汤匙豆瓣酱炒匀。③倒入鸡块开大火快炒至上色,倒入小芋头拌炒均匀;加入 2 汤匙生抽、1/2 汤匙白糖和 2 杯清水炒匀煮沸,加盖以小火焖煮 15 分钟。④煮至芋头软熟,汤汁近干,即可起锅。

食用方法:用量自愿。

泥鳅烧香芋

精选材料:活泥鳅 100 克,香芋 100 克,丝瓜 50 克,生姜 10 克,甜红椒、盐、料酒、味精、胡椒粉各少许。

制作步骤:①香芋去皮切成块,入蒸笼蒸熟;丝瓜去皮切块;生姜去皮切丝;甜红椒切片。②烧锅加水,待水开时投入泥鳅,快速加盖,待泥鳅烫死后冲凉,去内脏洗净。③另烧锅下油,放入姜丝、泥鳅,用中火煎至稍黄,掺入绍酒,

粗粮健康又美容

注入清汤,加入香芋块,用中火炖至汤稍白,加入丝瓜块、甜红椒片,调入盐、味精、胡椒粉,炖至汤奶白即可食用。

食用方法:用量自愿。

 **腊肉烩香芋**

精选材料:腊肉 100 克,香芋 200 克,胡萝卜 20 克,生姜 10 克,丝瓜 50 克,花生油、盐、味精、白糖、湿生粉、麻油各适量。

制作步骤:①腊肉蒸透,洗净切片;香芋去皮切块;胡萝卜去皮切块;生姜去皮切片;丝瓜去皮切块。②锅内烧水,放入香芋块、胡萝卜块,用中火煮约 10 分钟至熟,倒出待用。③另烧锅下油,放入姜片、腊肉片,用中火炒香,注入清汤,加入香芋块、胡萝卜块、丝瓜块,调入盐、味精、白糖烩透入味,用湿生粉勾芡,淋入麻油,入碟即可。

食用方法:用量自愿。

 绿豆沙酿香芋

精选材料:荔浦芋头 400 克,绿豆沙 150 克。

制作步骤:①将芋头去皮切块,(如果买的是已经去皮的,就省去一道工序),上锅隔水蒸 25~30 分钟,直到熟透。②将芋头放入容器,用汤匙捣成泥;将芋头泥搓成丸子状,备用。③锅内放半碗水,烧开后加入绿豆沙,改小火,用

筷子将绿豆沙打散成糊状,淋在做好的芋头丸子上即可。

食用方法:冷食、热食均可。

 **芋头排骨汤**

精选材料:小排骨 300 克,大芋头 600 克,洋葱头 5 粒,香菜少许,米酒 1 大匙,盐 2 小匙,地瓜粉 1 大匙,高汤 2000 毫升。

制作步骤:①排骨剁块,加少许酒和盐腌 20 分钟,粘上干的地瓜粉。②芋头切 3 厘米方块状,锅内加油,烧到七成热,放入排骨和芋头,炸到表面酥黄后捞出,放到碗里,进蒸笼蒸 1 小时。③洋葱头切薄片,以小火加油慢慢炸到呈金黄色;高汤煮开,加米酒和盐调味,倒入已蒸好的排骨芋头碗里,加香菜、洋葱头即成。

食用方法:随餐食用。

拔丝芋头

精选材料:芋头 500 克,芝麻 10 克,白糖 200 克,熟猪油或清油 750 克。

制作步骤:①先把芋头洗净去皮,切成滚刀块或菱形块,放盘内待炸;芝麻拣去杂质后待用。②火上放炒勺,烧好后倒入油 750 克,烧至六成热时,将芋头块放入,两次炸熟上色滗漓出油。③将炒勺内油倒出,留余油 15 克,将白糖 200 克放入锅中,不停地搅动,使糖

腹泻

受热均匀熔化，但火不宜太大；等糖液起小针尖大小的泡时，迅速将炸好的芋头块倒入。④撒上芝麻，颠翻均匀后，盛盘急速上桌，拉丝蘸水食用。

食用方法：随餐食用。

【健康红绿灯】

①无论是家芋头还是野芋头，都是不可以生吃的。

②芋头与香蕉同食会造成胃腹胀痛。

③对于有痰、过敏性体质者、小儿食滞、胃纳欠佳以及糖尿病患者应少食芋头。

④冬季是胃肠道疾病高发季节，对于胃肠不好的人来说，最好少吃萝卜、芋头等食物。

温馨小提示：高粱、小米、芋头的挑选

高粱主要从看、闻、尝三方面来挑选。

一看。一般高粱米呈乳白色，有光泽，颗粒饱满、完整，均匀一致。用牙咬籽粒，观察断面质地紧密，无杂质、虫害和霉变。次质和劣质高粱米色泽暗淡，颗粒皱缩不饱满，质地疏松，有虫蚀粒、生芽粒、破损粒，有杂质。

二闻。取少量高粱米于手掌中，用嘴哈热气，然后立即嗅其气味。优质高粱米具有高粱固有的气味，无任何其他不良气味。次质和劣质高粱米微有异味，或有霉味、酒味、腐败变质及其他异味。

三尝。取少许高粱，用嘴咀嚼，品尝其滋味。优质高粱米具有高粱特有的滋味，味微甜。次质和劣质高粱米乏而无味或有苦味、涩味、辛辣味、酸味及其他不良滋味。

小米也主要从看与闻方面来挑选。

一看。新旧米不太好用肉眼鉴别，基本上新米色泽比较鲜艳，但不是加了色素的那种很黄很黄的。旧米色泽比较晦暗。正常的小米米粒大小、颜色均匀，呈乳白色、黄色或金黄色，有光泽，很少有碎米，没虫。

二闻。捧一把小米在鼻前嗅嗅，清香，粮食香气，无怪味；再放在嘴里小小的品尝一下，有微微的甜味儿，这样的小米就是好小米啦。

另外，还要鉴别小米是否添加色素。方法很简单，先闻一闻是否有异味，然后，用手在米里搓搓。如果手掌发黄，就要小心了。正常的小米微黄，用手搓，可见手掌上有白色的末，那是糠皮碎屑。

芋头应选择大小均匀、无虫眼、无疤痕、无腐烂痕迹、有一定重量感的。这样的芋头水分少，是上品。切开来肉质细白的，就表示质地松，品质好；外形不要有烂点，否则切开一定有腐烂处。另外，可用手指蘸些水然后摩擦芋头的切口处，如果出现白色粉状，那就表示它的淀粉很多，芋头会越爽滑，口感会越好，越粉。

五 健 忘

咦?刚才领导说什么了,刚过了5分钟,怎么大脑就一片空白了呢?刚刚打印好的文件,怎么找不到了,放到哪里去了?刚才想好的发言内容,怎么就忘记了……你是否也有过这样的情况呢?你是否也在抱怨自己大脑的反应能力"今不如昔"了呢?

很多年轻人都喜欢下班后和朋友吃饭、唱歌,玩到深夜才回家睡觉。生活无规律,不利于大脑的休息和放松。长此以往,大脑就会变得很疲惫,从而使大脑不再像以前一样灵活。尤其是长期饱食、饮酒吸烟、睡眠不足,这些不良嗜好都在一点一点地伤害着我们的大脑。

怎么办?我们总不能让"未老先衰"任其发展吧。吃人参、鹿茸吗?钱袋子不允许,有没有一种简单又经济的方法呢?

试试粗粮吧,细粮细腻、口感好,便于咀嚼和吞咽,而粗粮相对比较硬,咀嚼比较用力,这样就有利于激活脑细胞,防止"未老先衰"。不仅如此,我们平时吃的大豆、芝麻、核桃等都是很好的健脑食品。

健康DIY——粗粮细吃

(一) 蚕豆营养餐

推荐理由:蚕豆中含有调节大脑和神经组织的重要成分锰、钙、锌、磷脂等,并含有丰富的胆石碱,这对增强记忆力和健脑有很好的作用。如果你是正在应付考试或是脑力工作者,适当进食蚕豆会有不错的功效。

1 茴香蚕豆

精选材料:蚕豆500克,盐7克,茴香6克,桂皮6克。

制作步骤:①将蚕豆放清水盆中泡一夜,见豆涨发,取出控水。②锅置火上,加入清水1000克左右(以没过豆面为准),下入蚕豆,旺火烧开,不断搅动,沸煮15分钟左右;依次放入茴香、桂皮和盐,搅匀,烧开改用中、小火焖煮1~5小时,煮至豆酥入味为止。③如发现水干,部分蚕豆未酥时,可以加适量水续煮,至全部成熟,捞出食用。

食用方法:早晚服用或作点心服食。

2 葱油蚕豆雪菜

精选材料:蚕豆,雪菜,胡萝卜,鲜笋尖,香菜盐,鸡精,香油,葱。

制作步骤:①将香菜切末,葱切碎,雪菜切成小段,胡萝卜和笋尖分别切成小丁;坐锅点火倒入水,将蚕豆焯熟取出;②坐锅点火倒入油,下葱花煸香,放入胡萝卜、笋稍煸一下,加入少许清水,放入雪菜、蚕豆翻炒片刻,加鸡精、盐调味,放入香菜末,淋香油出锅即可。

食用方法:适量食用。

 豆腐皮炒蚕豆

精选材料:豆腐皮 100 克,蚕豆 30 克,榨菜 30 克,植物油 15 克,苏打粉 2 克,酱油 8 克,白砂糖 3 克。

制作步骤:①豆腐皮切小片,浸入温水中,加入小苏打粉泡软,捞出洗净,沥干水分。②将榨菜洗净,切片;蚕豆洗净,沥干水分备用。③锅中倒油烧热,放入蚕豆炒熟,加入豆腐皮、榨菜翻炒几下。④锅内调入酱油、白糖、水炒匀,盛盘即可。

食用方法:三天左右顿服一次。

 冬菜炒蚕豆

精选材料:蚕豆 300 克,冬菜 100 克,豆瓣酱 10 克,花生油 40 克,料酒 5 克,大葱 10 克,姜 3 克,大蒜(白皮)5 克,盐 3 克,酱油 10 克,白砂糖 3 克,味精 2 克。

制作步骤:①鲜蚕豆剥去皮,洗净,用开水烫一下,捞出沥水,待用。②葱、姜洗净,切末;蒜剥皮切末;冬菜洗净,切成末。③炒锅烧热,倒入油;待油热后,倒入冬菜末煸炒约 3 分钟;放入豆瓣酱、白糖、葱末、姜末、蒜末,炒 2 分钟。④倒入烫过的蚕豆炒几下,再倒入

酱油、料酒炒约 2 分钟后停火;加入味精,炒匀出锅装盘。

食用方法:三天左右顿服一次。

 蚕豆炖豆腐

精选材料:鲜蚕豆 100 克,豆腐 100 克,山药 20 克,盐 5 克,上汤 500 克。

制作步骤:①把上汤制作好;鲜蚕豆去皮,分成两瓣;豆腐切 5 厘米见方的薄块;山药润透,切薄片。②把上汤注入炖锅内,加入盐,放入蚕豆、山药,置武火上烧沸,用文火煮 30 分钟后,下入豆腐,再煮 15 分钟即成。

 鸭胗蚕豆米

精选材料:新鲜鸭胗 400 克,蚕豆 150 克,植物油 50 克,精盐 5 克,味精、鸡精、蚝油、酱油、料酒、干红椒、大蒜、香油、湿淀粉各适量。

制作步骤:①将新鲜鸭胗洗净,切成片,放入碗内,用精盐、味精、酱油、湿淀粉码味上浆;鲜蚕豆去粗皮;整干椒切段;大蒜切末。②净锅置旺火上,放入植物油,烧至六成热时,下入鸭胗过油,断生后倒入漏勺沥干油。③锅内放底油,下蒜末、蚕豆、干椒段炒至断生,加入精盐、味精、蚝油、酱油,烹入料酒,倒入鸭胗一起翻炒均匀,勾芡,淋上香油,出锅装盘即可。

食用方法:佐餐食用,用量自愿。

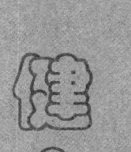
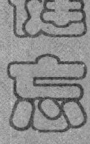

五

健

忘

【健康红绿灯】

1. 蚕豆和田螺是相克的,同食会肠绞痛。

2. 如果孩子以前没有进食过蚕豆,不要轻易给孩子食用,因为有些孩子对蚕豆过敏。

(二) 金针菇营养餐

推荐理由:金针菇的蛋白质含量很高,其中含有 18 种氨基酸,有 8 种是人体必需的。氨基酸总量占金针菇干重的20%左右,其中的赖氨酸特别有利于儿童骨骼成长和智力发育,被誉为"益智菇"。在日本,金针菇成为儿童保健和智力开发的必需食品。

 **辣味金针菇**

精选材料:金针菇 200 克,香菜 25克,辣椒油 15 毫升,盐 5 克,蒜泥、味精、胡椒粉各适量。

制作步骤:①把金针菇洗净,用开水烫一下,捞出挤净水分,切段装盘;香菜洗菜洗净,切段,放在金针菇上面。②将辣椒油、盐、蒜泥、味精、胡椒粉分别放在上面,拌匀即可。

食用方法:适量食用。

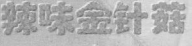 **香油金针菇**

精选材料:金针菇、鲜嫩青柿椒适

量,精盐、味精、香油各 1/2 匙。

制作步骤:①把金针菇切短,柿椒洗净切丝。②把金针菇、柿椒丝入开水锅稍焯,捞起冲凉,挤干水分,用精盐、味精和香油拌匀,放在盘中即成。

食用方法:适量食用。

 **双鲜拌金针菇**

精选材料:罐装金针菇 500 克,鲜鱿鱼 200 克,熟鸡脯肉 200 克,姜片 3克,白糖 10 克,精盐 5 克,味精 5 克,高汤 75 毫升,芝麻油 20 毫升。

制作步骤:①将金针菇从罐中倒出,挤去水,入沸水锅中汆 30 秒钟捞出,沥去水,盛碗内。②鲜鱿鱼去净外膜,切成 3 厘米长的细丝,与姜片一并下沸水锅汆熟,立即捞起,拣去姜片,放入金针菇碗内。③将熟鸡脯肉切成 3 厘米长的细丝,下沸水锅汆 30 秒钟,捞出后沥去水,也放入金针菇碗内,往碗中加高汤、精盐、味精、白糖、芝麻油拌匀,装盘即成。

食用方法:适量食用。

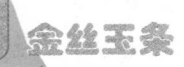 **金丝玉条**

精选材料:金针菇 50 克,海蜇皮100 克,熟火腿丝 25 克,葱、姜、麻油、精盐、味精、素油各适量。

制作步骤:①海蜇皮放冷水中泡发后洗净,切成短丝条,用开水烫一下,再

用冷水浸泡数小时后待用。②金针菇去根洗净,切成两段。③炒锅放油烧热,放入姜丝、葱丝炒几下,再放入金针菇、精盐、味精翻炒几次,倒入盘内,冷却后和海蜇皮拌匀,淋上麻油,再用熟火腿丝打边即成。

食用方法:适量食用。

 ## 金针菇木耳蒸牛柳

精选材料:干金针菇,干木耳,牛里脊肉,葱、蒜茸、小姜片、盐、糖、食用油、生抽、淀粉各适量。

制作步骤:①将干金针菇、干木耳用清水泡 30 分钟后洗净。②将牛柳洗净、抹干,切成薄片,加入适量盐、糖、食用油、生抽、淀粉腌制 1 小时。③然后将泡好的金针菇、木耳、牛柳片、短葱段、蒜茸、小姜片一起拌匀,注意,要把金针菇、木耳放在盘底,牛柳片放在表面,然后放在蒸锅里蒸 5 分钟即成。

食用方法:适量食用。

【健康红绿灯】

1. 不要过量食用金针菇,因为其中含有高纤维,吃多了可能导致泻肚。

2. 生食金针菇容易引起中毒。

温馨小提示:蚕豆、金针菇的挑选

蚕豆按其子粒的大小可分为大粒蚕豆、中粒蚕豆、小粒蚕豆三种类型。大粒蚕豆宽而扁平,常作粮食或蔬菜食用;中粒蚕豆呈扁椭圆形;小粒蚕豆近圆形或椭圆形,品质较差,多作为畜禽饲料或绿肥作物。购买蚕豆时,以新鲜绿皮,豆厚耳坚为好,如果蚕豆实且变黑色的就是劣质品,不可购买。

在购买金针菇时应该注意,挑选菌柄的长度大约在 15 厘米左右,而且菌顶是半球形的,不要长开的,长开的就老了。通常,优质的金针菇颜色应该是淡黄至黄褐色,菌盖中央较边缘颜色稍深,菌柄颜色上浅下深。但是,还有一种色泽白嫩的,应该是乌白或乳白。不管是白是黄,颜色都应均匀、鲜亮。有的金针菇没有原来的清香味,而有异味的,可能是用添加剂处理过的,这时候要留意残留在金针菇上的药剂会不会影响健康。

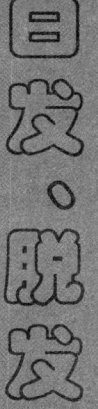

六 白发、脱发

早晨起床,无意间看见枕巾上飘落的几缕秀发,心生无名的烦恼。照镜子时,偶然间发现几丝白发,犹如小荷才露尖尖角,好生郁闷。看见街上的女孩拥有瀑布般漂亮秀发,真是羡煞人也,难道我老了吗?可我才二十几岁呀,为什么我的头发会变白,会掉呢?真担心哪天就成了白发魔女,或者是秃瓢。

现代社会竞争激烈,很多白领都被迫加班,过多的应酬,大量吸烟饮酒,频繁的夜生活。在我们肆无忌惮的破坏下,身体也在悄悄地向我们提出"抗议",肾虚、血虚就是常见的表现,而直接反映出来的就是脱发、白发。

中医认为,"肾藏精,主生殖,其华在发"、"发为血之余",所以,我们只有养好肾,才能让头发健康、茁壮成长。适当摄入一些能够益肾、养血、生发的食物,如芝麻、核桃仁、黑米等,就能很好地保护头发,让你不再有脱发、白发的担忧。

健康 DIY——粗粮细吃

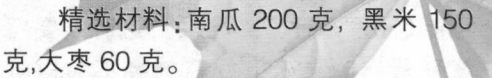

(一) 黑米营养餐

推荐理由:黑米是一种蛋白质高、维生素及纤维素含量丰富的食品,还含有人体不能自然合成的多种氨基酸和矿物质等。黑米具有开胃益中,健脾暖肝,明目活血,滑涩补精之功效,对于少年白发、贫血、肾虚均有很好的补养作用。

1 南瓜黑米粥

精选材料:南瓜 200 克,黑米 150克,大枣 60 克。

制作步骤:将南瓜洗净去柄切开,取出种子后切片;将黑米、大枣洗净,一起放入锅内,加水 1000 毫升,先用猛火煮沸,后改用文火,煮至米烂即可。

食用方法:早晚服用或作点心服食。

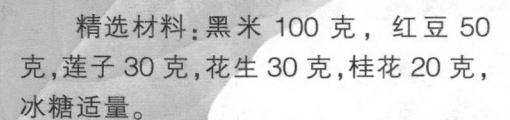2 黑米桂花粥

精选材料:黑米 100 克,红豆 50克,莲子 30 克,花生 30 克,桂花 20 克,冰糖适量。

制作步骤:①黑米洗净,浸泡 6 小时;红豆洗净,浸泡 1 小时;莲子洗净;花生洗净、沥干备用。②锅置火上,将黑米、红豆、莲子放入锅中,加水 1000 克,大火煮沸后换小火煮 1 小时。③加入花生,继续煮 30 分钟。④加入桂花、冰糖,拌匀,煮 3 分钟即可。

食用方法:早晚服用或作点心服食。

3 黑米银耳大枣粥

精选材料:黑米 100 克,银耳 10

克,大枣 10 枚。

制作步骤:黑米、银耳、大枣一同熬粥,熟后加冰糖调味食之。本方能滋阴润肺,滋补脾胃,四季皆可服食。

食用方法:早晚服用或作点心服食。

黑米扒仔排

精选材料:带肉猪肋排 500 克,黑米 100 克,飘香烧烤酱 50 克,鸡精、盐、味精各 5 克,地瓜粉 50 克,色拉油 1500 克。

制作步骤:①将排骨切成长 5 厘米的段,加入鸡精、味精、盐、地瓜粉拌匀后腌渍 10 分钟备用;黑米洗净后用清水浸泡 2 小时备用。②锅入色拉油烧六成热,放入排骨中火炸 1~5 分钟至色泽金黄且熟时取出。③将炸好的排骨整齐地排放在盘中,抹上飘香烧烤酱,把黑米洗净撒在烧烤酱上,入笼屉里大火蒸1.5 小时至熟取出即可。

食用方法:用量自愿。

燕麦黑米糊

精选材料:黑米 100 克,燕麦 50 克,糯米 50 克,清水 2 升,蜂蜜 1 勺。

制作步骤:①黑米洗干净,浸泡 48 小时待用;燕麦、糯米分别洗干净,浸泡 24 小时待用。②把泡好的黑米、燕麦、糯米一起加入足量清水,放入食物料理机

打碎。③最后把打碎的黑米、燕麦、糯米,一起煮成软糯的粥,粥温度降到 80℃左右,调入蜂蜜就可以了。

食用方法:早晚服用或作点心服食。

【健康红绿灯】

1. 病后消化能力弱的人不宜急于吃黑米,可吃些紫米来调养。

2. 黑米必须彻底熬煮烂熟方可食用。因为黑米外部是一层较坚韧的种皮,如不煮烂就很难被胃酸和消化酶分解消化,从而引起消化不良。

(二) 芝麻营养餐

推荐理由:黑芝麻富含的生物素对身体虚弱、早衰而导致的脱发治疗效果较好,对药物性脱发、某些疾病引起的脱发也有一定疗效。另外,芝麻味甘性平,具有补血明目,益肝生发,美容养颜,延年益寿的功效,因此被人们称为“抗衰果”。

芝麻贡菜

精选材料:贡菜 300 克,芝麻 25 克,盐 2 克,味精 2 克,香油 10 克。

制作步骤:①将发制好的贡菜切寸段,用开水烫一下,捞出沥干。②芝麻拣去杂质,放入锅内,在小火上慢慢炒至酥香。③将贡菜放入盘内,放精盐、味精、麻油调匀入味后,再撒入炒熟的芝

粗粮健康又美容

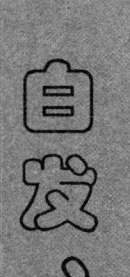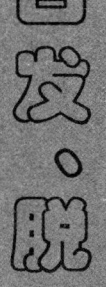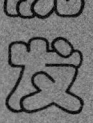

六、白发、脱发

麻,拌匀即可。

食用方法:用量自愿。

 2 炸芝麻虾

精选材料:大虾5个,芝麻少许,鸡蛋1个,面粉25克,精盐、味精、绍酒、清油、花椒盐各适量。

制作步骤:①芝麻用水洗净晒半干,放在石臼里捣去外皮。②大虾去头须,剥去皮,除掉脊背上的沙线。③将虾由脊背片开,腹部相连,再由里面剞成交叉的花刀,用刀拍一下,撒上少许精盐、味精、绍酒,沾上面粉、鸡蛋糊(鸡蛋打在碗内用筷子调匀),再沾上芝麻。④勺内放入油500克左右,油烧到五成热时,放入已沾好的芝麻虾,炸熟出勺控净油,切成长条码在盘内即成(吃时蘸花椒盐)。

食用方法:用量自愿。

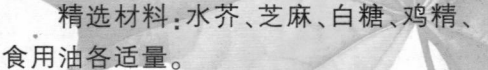 **芝麻炒水芥丝**

精选材料:水芥、芝麻、白糖、鸡精、食用油各适量。

制作步骤:①将水芥洗净切成丝,放入水中浸泡10分钟去掉咸味。②芝麻洗净沥干水;坐锅点火,倒入芝麻炒出香味捞出待用。③坐锅点火,待油热后将水芥丝倒入锅中翻炒,2~3分钟后加入白糖、鸡精、芝麻即可。

食用方法:用量自愿。

 **芝麻扁豆**

精选材料:扁豆500克,芝麻10克,味精3克,香油10克,盐3克。

制作步骤:①炒锅小火烧热,倒入芝麻仁焙炒至色黄并出香味时,倒出晾凉。②将扁豆撕去筋,切齐两头,再切成6厘米长的段,洗净。③将扁豆段放开水锅内烫至熟透并呈绿色时,捞入用沸水烫过的平盘中。④扁豆中撒入精盐、味精,拌匀稍腌,使其入味。⑤再加入芝麻仁和香油拌匀,码入盘中即成。

食用方法:作早晚餐食用。

5 芝麻卷心菜

精选材料:芝麻100克,卷心菜嫩心350克,精盐、味精、花生油各适量。

制作步骤:①将芝麻去杂质,淘洗干净,放入锅内,用小火慢慢炒,当炒至芝麻发香时,出锅晾凉,碾压成粉屑状。卷心菜心洗净,切成小块。②炒锅上火,放入花生油烧热,先投入菜心炒1分钟,后加入精盐,再用旺火炒至菜心熟透发软,放入味精拌匀,起锅装盘,撒上芝麻屑,拌匀即成。

食用方法:作早晚餐食用。

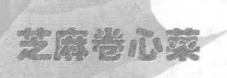 **【健康红绿灯】**

整粒的芝麻炒熟后,最好用食品加工机搅碎或用小石磨碾碎了再吃,因为

芝麻仁外面有一层稍硬的膜，只有把它碾碎，其中的营养素才能被吸收。

温馨小提示：黑米、芝麻的挑选

选购黑米时，有以下几个标准：

色泽

一般黑米有光泽，米粒大小均匀，很少有碎米，无虫，不含杂质。次质、劣质黑米的色泽比较暗淡，米粒大小不均匀，饱满度较差，碎米多，有虫，有结块等。

外观

辨别是否是染色的黑米时，可将米粒外面皮层全部刮掉，观察米粒是否呈白色，若不是白色，则很有可能是人为染色的黑米。

气味

手中取少量黑米，向黑米哈一口热气，然后嗅气味。优质黑米具有正常的清香味。微有异味或有霉变气味、酸臭味、腐败味或其他不正常的气味的为次质、劣质黑米。

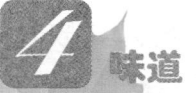

味道

可取少量黑米放口中细嚼，或磨碎后再品尝。优质黑米味佳，微甜，无异味。没有味道、微有异味、酸味、苦味及其他滋味的为次质、劣质黑米。

选购黑芝麻时，要注意区分黑芝麻和白芝麻。因为市场有这两个品种，由于黑芝麻的营养高于白芝麻，所以在价格上也略高一些，因此人们在购买黑芝麻时，一定要多注意。

判断黑芝麻是否染色的方法是，观察浸泡后水的颜色。染色的是黑色，如果水撩起来发红头，暗红色是真的黑芝麻。除了看水的颜色，购买黑色食品时最好用手捻一捻，染色的颜色会掉。此外，尤其要注意黑色食品本身的色泽，如色泽过于黑亮一致，则很可能是染色的。

如果说身体是革命的本钱,那么好的肠胃就是本钱的本钱。从医学角度来看,人的肠胃是身体里最脆弱的地方,但很多人平时对它并没有给予足够的重视,没有好好地呵护它,致使它越来越"受伤",它对人类的抱怨也越来越多。

久坐是抱怨之一。白领由于工作需要,不得不长时间坐着,缺乏必要的运动,致使肠胃总是处于"半休眠"状态,蠕动能力就减弱,从而出现消化障碍。

另外,饮食不节也是一个重要原因。白领是现代社会外出就餐的主力军。夏天到了,呼朋唤友,三五成群地光顾各大食肆、日式料理、韩国烧烤、麻辣火锅、街边的大排档等,都是他们追逐热捧的美味。饮食没有规律,常吃一些难消化、油水大的食物,就很容易使肠胃"牢骚"不断了。

针对白领的工作特质,选对一种促消化、去油腻,能减轻胃负担、加速肠蠕动的粗粮,是非常有必要的。

健康DIY——粗粮细吃

(一) 大麦营养餐

推荐理由:《本草纲目》记载:"大麦味甘、性平,有去食疗胀、消积进食、平胃止渴、消暑除热、益气调中、宽胸下气、补虚劣、壮血脉、益颜色、宝五脏、化谷食之功。"大麦不仅蛋白质含量高,而且膳食纤维、维生素B族以及铁、磷、钙等矿物质含量都很高。大麦不仅能消瘟解毒、健脾减肥,还具有解油腻、助消化等作用,让停滞倦怠的肠胃运动起来。

1 大麦茶

精选材料:大麦7千克,茶叶3千克,天然香料100克,牛骨粉50克。

制作步骤:①清洗去石。先将大麦洗净,除去其中杂物、石子砂粒等再晾干或晒干。②焙炒。工厂里是用焙炒机焙炒,家庭中可用文火在干净锅中翻炒,直到表皮焦黄为止。焙炒必须均匀,用力适当,使大麦粒中的水分均匀逐渐地蒸发,能够压碎就行。③粉碎。这里所指的粉碎包括大麦粒和茶叶两种的粉碎。就是说要用石臼或其他方法分别将大麦粒和茶叶逐渐压成粉状。④过筛。用粗筛将大麦粉中的表皮筛出。⑤混合。将大麦粉和茶叶粉按比例混合。注意大麦和茶叶的农药残留量必须限制在允许的最小范围。⑥配料。一般在麦和茶的混合粉中加入天然香料和牛骨粉。牛骨要用锤(工厂用锤式粉碎机)粉碎,并且筛成300~500目的粉末,才能进行混合使用。⑦再过筛。最好再用细筛过一次,以保证饮用时的质量。⑧包装。筛后包装,即为成品。

食用方法:每日 1~2 次,温热喝。

 **西红柿大麦沙拉**

精选材料:大麦,小西红柿(圣女果,当然,大的西红柿也可以),香葱,沙拉。

制作步骤:①将大麦煮熟;将香葱剁碎成末,两者混合。②把沙拉调汁。③把一部分西红柿切成块状,大小随意,拌入沙拉。④把剩下的少许西红柿剁碎与大麦混合,浇入沙拉汁,放到西红柿块碗里即可。

食用方法:适量食用。

 **大麦玉米碎粥**

精选材料:大麦半杯,玉米碎粒半杯,花生仁少许,话梅适量,清水 6 杯。

制作步骤:①大麦洗净,用水浸泡 2 小时;玉米碎粒洗净,用水浸泡 30 分钟;花生仁洗净;话梅去果核。②锅置火上,放清水与大麦旺火煮沸,改小火煮 40 分钟,放入玉米碎粒、花生仁再煮开后改小火,煮到大麦开花时放入冰糖,再煮 10 分钟。③最后加入话梅煮 5 分钟即可。

食用方法:早晚服用或作点心服食。

【健康红绿灯】

1. 肝病、食欲缺乏、伤食后胃满腹

胀者、妇女回乳时乳房胀痛者不宜食大麦芽。

2. 长期冷饮大麦茶容易致癌。

(二) 豌豆营养餐

推荐理由:豌豆中富含人体所需的各种营养物质,可以提高机体的抗病能力和康复能力。豌豆中富含胡萝卜素,食用后可防止人体致癌物质的合成,从而减少癌细胞的形成,降低人体癌症的发病率。豌豆中富含粗纤维,能促进大肠蠕动,保持大便通畅,起到清洁大肠的作用。

 **豌豆糕**

精选材料:干豌豆 500 克,红小豆馅 250 克,白糖 150 克,桂花 25 克。

制作步骤:①把豌豆洗干净,用温水浸泡半小时左右,放入锅内煮烂,捞出控净水,捣成泥备用。②将豌豆泥的一半放在干净的布上摊平,铺成约 0.16 厘米厚的四方形块,把豆馅均匀地抹在上面,再将另一半豌豆泥摊在豆馅上,用布的四角包起来,用木板压实,即成豌豆糕。③切成花方块,撒白糖、桂花即可食用。

食用方法:当点心食用,用量自愿。

 **豌豆炒胡萝卜**

精选材料:鲜嫩豌豆粒 100 克,猪

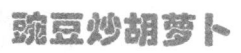

肉 50 克,胡萝卜 75 克。

制作步骤:①将豌豆洗净,猪肉剁成肉末,胡萝卜切成 2 厘米的小丁。②炒锅内放油,油五成热时,放入葱、姜煸炒出香味,再放肉末与胡萝卜丁,加少许料酒和酱油煸炒,然后放入豌豆,用旺火快炒,加盐调味,炒熟即可。

食用方法:适合经常食用,还可加入笋丁、黄瓜丁、豆干等。

 豌豆饭

精选材料:大米,豌豆粒,卷心菜,香菇,盐,胡椒粉。

制作步骤:①豌豆洗净;卷心菜和香菇洗净后分别切丝备用;大米洗净,加入适量开水入电饭锅煮饭。②煮饭的同时,平底锅烧热,倒入适量油,先爆香香菇丝,然后加入卷心菜丝翻炒,再加入盐和胡椒粉调味,最后倒入豌豆炒匀。③这时打开电饭锅,迅速加入炒好的卷心菜和菜汁,稍微搅拌一下,继续焖熟米饭即可。

食用方法:当点心食用,用量自愿。

 酱肉豌豆

精选材料:豌豆 80 克,猪腿肉 35 克,洋葱(白皮)20 克,淀粉(玉米)5 克,酱油 15 克,香油 2 克,色拉油 15 克。

制作步骤:①洋葱切丝;豌豆去粗丝,并用沸水煮过,冷却备用;②猪肉切丝后,加入淀粉、酱油、香油拌匀腌渍 5 分钟;油锅加入 5 克色拉油,放入洋葱丝、肉丝和调味料拌匀;③熟后入豌豆翻炒数下即可起锅。

食用方法:适量食用。

【健康红绿灯】

1. 脾胃虚弱者不宜多食豌豆,以免引起消化不良性腹泻。

2. 肾功能不全者或有严重肾病的人不宜吃豌豆。这类病人如果摄入过多蛋白质则会加重肾脏负担。

3. 豌豆适合与富含氨基酸的食物一起烹调,可以明显提高豌豆的营养价值。

七 消化不良

温馨小提示：豌豆的挑选

豌豆的颜色非常可爱，其营养也非常丰富，很多人都爱吃豌豆。那么，如何挑选到品质好的豌豆呢？

 **听声音**

听听豌豆的声音：豌豆和其他的豆类一样，要选籽粒饱满，色泽佳，无虫蛀的良品。带豆荚的豌豆选购时，应看能不能把豆荚弄得沙沙作响，有响就证明够新鲜。

 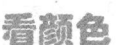 **看颜色**

辨别是否染色：剥开豌豆的表皮，新鲜豌豆的肉和外层一样是鲜绿色的，而染过色的老豌豆，豆肉颜色略微发白，与外层的颜色是不一样的。

 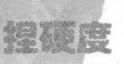 **捏硬度**

捏捏豌豆的硬度：老豌豆质地比新鲜豌豆更硬一些。用手将豌豆捏碎，新鲜豌豆的两瓣豆肉不会明显分开，而老豌豆的两瓣豆肉会自然分开。

粗粮健康又美容

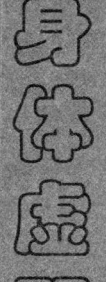
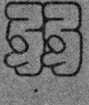

身体虚弱

常听到有人说自己老了，刚刚二十几岁，仿佛有五十岁的身体。工作一天下来，整个人像散了架似的；爬个四层楼，上气不接下气；天气一冷，感冒马上来报道……现代人生活如此优越，整天精米白面，鱼肉不离口，营养非常充足，为什么正值年轻力壮的身体，却如此虚弱呢？

原因就在于人们吃得太过精细，身体里缺少一种重要的营养素——维生素 B。维生素 B 主要存在于粗粮的表面，比如小米、玉米、高粱、荞麦、小麦粒的皮等。常光顾细粮、精粮，冷落了粗粮，会造成维生素 B 缺乏，身体自然有些吃不消了。

所以，身体虚弱的人还应该适当地吃些粗粮，以保证足够的维生素 B 的供给，才能及时清除酸性物质，让我们的身体保持活力。可千万不要一味地认为，身体虚弱是因为营养不足造成的，否则就会越补越糟糕的呦！

健康 DIY——粗粮细吃

（一） 小米营养餐

推荐理由：小米含糖很高，每百克含糖 72.8 克，产热量比大米高许多。小米可以说是最理想不过的滋补品，有"代参汤"之美称。小米之所以受到产妇的青睐，皆因同等重量的小米中含铁量比大米高 1 倍，含维生素 B_1 比大米高 1.5~3.5 倍。因其含铁量高，所以对于产妇产后滋阴养血大有功效，可以使产妇虚寒的体质得到调养，帮助她们恢复体力。

1 鲢鱼小米粥

精选材料：活鲢鱼 1 条，丝瓜仁 10 克，小米 100 克，葱花、姜片、香油、味精、精盐各适量。

制作步骤：①将鱼去鳞、鳃及内脏，洗净，去刺，切成片，放入盆中，加葱、姜、香油、精盐拌匀，腌渍片刻；小米淘洗干净；丝瓜仁洗净。②锅置火上，放入小米、丝瓜仁、适量清水煮粥，等粥将熟时，加入鱼片再煮片刻，鱼熟加入味精即可。

食用方法：当点心食用，用量自愿。

2 小米面茶

精选材料：小米面 1000 克，麻酱 250 克，芝麻仁 10 克，香油、精盐、碱面、姜粉各适量。

制作步骤：①将芝麻仁去杂，用水冲洗净，沥干水分，入锅炒焦黄色，擀碎，加入精盐拌和在一起。②锅置火上，放入适量清水、姜粉，烧开后将小米面和成稀糊倒入锅内，放入一点碱面，略加搅拌，开锅后盛入碗内。③将麻酱和香油调匀,用小勺淋入碗内,再撒入芝麻盐,即可食用。

食用方法:当点心食用,用量自愿。

 **小米烙饼**

精选材料:小麦面粉 300 克,小米 500 克,大葱 50 克,盐 8 克,花椒粉 2 克,花生油 100 克。

制作步骤:①将大葱洗净,切成葱末备用;将小米淘洗干净,倒入沸水锅内,用旺火煮约 10 分钟,待小米煮至八成熟时捞出,放在盆内,待水分收尽。②在小米盆内加入面粉、葱末、精盐、花椒粉揉匀揉透,然后搓成长条,分成大小均匀的面剂,擀成直径约 25 厘米的大圆饼,即为小米饼生坯。③平锅内倒入花生油,烧热后放入圆饼,待饼底部烙黄时,饼面刷上一层花生油,翻身烙黄烙熟,即可食用。

食用方法:当点心食用,用量自愿。

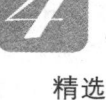 **小米红糖粥**

精选材料:小米 100 克,红糖适量。

制作步骤:①将小米淘洗干净,放入开水锅内,旺火烧开后,转小火煮至粥黏。②食用时,加入适量红糖搅匀,再煮开,盛入碗内即成。

食用方法:早晚服用或作点心服食。

 **什锦甜粥**

精选材料:小米 200 克,大米 100 克,绿豆 50 克,花生米 50 克,红枣 50 克,核桃仁 50 克,葡萄干 50 克,红糖或白糖适量。

制作步骤:①将小米、大米淘洗干净;绿豆淘洗干净,浸泡半小时。②花生米、核桃仁、红枣、葡萄干分别淘洗干净。③将绿豆放入锅内,加少量水,煮至七成熟时,向锅内加入开水,下入大米、小米、花生米、核桃仁、红枣、葡萄干,搅拌均匀,开锅后改用小火熟烂即可。

食用方法:早晚服用或作点心服食。

【健康红绿灯】

小米宜与大豆或肉类食物混合食用,因为小米的氨基酸中缺乏赖氨酸,而大豆的氨基酸中富含赖氨酸,可以补充小米的不足。

(二) 板栗营养餐

推荐理由:栗子中含有核黄素,常吃栗子对日久难愈的小儿口舌生疮和成人口腔溃疡都非常有益。栗子还含有丰富的维生素 C,能够维持牙齿、骨骼、肌肉的正常功用,对预防和治疗骨质疏松,腰腿酸软,筋骨疼痛、乏力等有一定的作用。

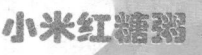

1 栗子炒子鸡

精选材料:嫩鸡肉 250 克,栗子(鲜)100 克,淀粉 13 克,白砂糖、黄酒 10 克,小葱 2 克,酱油 20 克,香油 15 克,盐 2 克,味精 2 克,菜籽油 40 克,醋 2 克。

制作步骤:①嫩鸡肉用刀交叉轻轻地拍几下,然后切成 2 厘米的方块,盛在碗内;碗内加入精盐,用湿淀粉 25 克调匀上浆;黄酒、酱油、白糖、醋和味精同放在另一碗内,用湿淀粉 10 克调成芡汁。②炒锅置中火,下入熟菜油,烧至五成热,把浆好的鸡块和栗子一起落锅,用筷子划散,10 分钟后用漏勺捞起;待油温至七成热时,再将鸡块和栗子入锅,5 秒钟左右,倒入漏勺沥去油。③原炒锅留底油 15 克,回置火上,投入葱段,煸出香味,倒入鸡块和栗子。④同时将调好的芡汁加清水 25 克稀释,搅匀倒入锅内,颠翻几下,使鸡块和栗子裹满芡汁,淋上芝麻油即成。

食用方法:用量自愿。

2 栗子焖肉

精选材料:五花肉 600 克,栗子 500 克,小葱 15 克,料酒 10 克,盐 4 克,猪油 50 克,酱油 50 克,味精 1 克。

制作步骤:①将栗子用沸水煮片刻,捞起,去壳去内皮,洗净晾干。②五花肉切成 4 厘米见方的块;葱去根须,洗净,取葱白切段待用。③炒锅置旺火上,加入熟猪油,烧至八成热时,倒入栗子迅速煸炒至熟,盛盆;原锅加入熟猪油少许烧热,将猪肉下锅煸至断生,下料酒、精盐、酱油、水烧沸。④烧沸后改用小火,放入栗子,焖至酥烂,待汤汁浓稠时,加味精、葱段,颠翻几下即可。

食用方法:用量自愿。

3 栗子冬菇

精选材料:栗子 500 克,干香菇 30 克,淀粉(蚕豆)5 克,油菜 30 克,味精 2 克,香油 10 克,白砂糖 40 克,菜籽油 20 克,酱油 20 克。

制作步骤:①将小油菜择洗干净,入三成热的油锅中氽炸,捞出沥油备用。②将生栗子横切一刀,深至栗肉的 4/5,放入沸水锅中煮至壳裂开时,捞出,剥壳去膜。③炒锅置旺火,下入菜籽油,烧至六成热,倒入栗肉和水发洗净的香菇,加入酱油、白糖和清水 150 毫升,烧制。④待烧沸后,放入味精,用湿淀粉勾芡,四周缀上炸熟的小油菜,淋上芝麻油,香菇面向上装盘,即可上桌。

食用方法:用量自愿。

4 羔烧栗子

精选材料:生栗子 1000 克,白糖 500 克,肥猪肉 75 克,葱花 10 克,生油

500 克(耗油 50 克)。

制作步骤：①先将栗子逐粒用刀剁破，放进锅里用开水煮过后，把煮过的栗子和水盛在盆里，用手将栗子外壳和膜撕掉，再把栗子放进锅里用开水煮过捞干。②把锅洗净烧热，放进生油，待油温热至约 180℃时，把栗子溜炸后捞起。把肥猪肉切粒，用开水泡熟，腌上白糖待用。③将葱先下锅炒至金黄色，投入栗子、白糖，清水少许，约煮 10 分钟，加入肥猪肉丁盛在锅里或盛上小碗即成。

食用方法：早晚服用或作点心服食。

【健康红绿灯】

1. 板栗一次不宜多吃。因为生栗子难以消化，熟栗子食后易气滞。

2. 吃了发霉板栗会中毒，因此变质的板栗不能吃。

温馨小提示：板栗的挑选

在购买板栗时，从以下几个方面来挑选。

 **看**

外壳鲜红、带褐、紫、赭等色，颗粒光泽的，品质一般较好。若外壳变色、无光泽或带黑影的，则质量较差。栗子颗粒并非越大越好。栗子有南栗和北栗之分。北栗一般颗粒较小，扁圆形、果皮薄、炒后容易剥壳，颗粒也较均匀，质量较好。

2 捏

可以用手捏栗子，如颗粒坚实，说明果肉丰满；如颗粒空壳，则表明果肉已干瘪。

3 摇

将一把栗子放入手里摇，有壳声，果肉已干硬，可能是陈年的栗子，不新鲜了。

4 尝

好的板栗果仁淡黄、结实、肉质细、水分少，甜度高、糯质足、香味浓；反之，坚硬无味、口感差。

眼睛是心灵的窗户,可如今这扇"窗户"却很"受伤",总是受这样、那样原因的影响,小孩得近视,白领一族患干眼症,老人青光眼、白内障找上门。哎!看来,这扇"窗户"已经危机四伏了。

那是什么让我们的眼睛身处水深火热之中呢?除了与现代人的用眼习惯有关之外,饮食也是很关键的因素。吃得太精细,致使铬的摄入量不足,或细软食物无法给予面肌足够的运动,都会引起视力问题。

所以说,要想拥有一双水汪汪的漂亮眼睛,粗粮还是少不了的呦,黑豆、黑木耳之类的粗粮都是眼睛的最爱,可不要因为你的嘴巴不喜欢,就偏心不让眼睛吃呦!

健康 DIY——粗粮细吃

(一) 黑豆营养餐

推荐理由:黑豆具有丰富的营养价值,在古代许多药典中都曾经记载黑豆具有"驻颜、乌发、明目、使皮肤变白嫩"等效果。比如唐代的《本草拾遗》记载,黑豆能"明目镇心,温补。久服,好颜色,变白不老。"

1 黑豆狗肉罐

精选材料:狗肉 500 克,黑豆 50克,大枣 30 克,精盐 4 克,味精 3 克,姜10 克。

制作步骤:①把狗肉有皮的一面在火上烙去残毛,入温水中刮洗干净,切成 4 厘米见方的块,入开水中焯水断生,捞出冲洗干净;大枣、黑豆用清水洗净待用。②将狗肉与黑豆、大枣、姜一起放入大砂罐内,加入清水,旺火烧开,转用小火炖制,待狗肉酥烂后加入精盐、

味精调味,即可上桌食用。

食用方法:随餐食用,用量自愿。

2 黑豆鸡爪汤

精选材料:黑豆 100 克,鸡爪 250克,盐适量。

制作步骤:①将黑豆拣去杂质,用清水浸泡 30 分钟,备用;鸡爪洗净,放入沸水锅中烫透。②锅上火入水,将鸡爪、黑豆放入,先用武火煮沸,撇去浮沫,再改用文火煮至肉、豆烂熟,加盐调味即可食用。

食用方法:随餐食用,用量自愿。

3 黑豆莲藕母鸡汤

精选材料:莲藕 400 克,老母鸡 1只,黑豆 100 克,红枣 15 枚,生姜、精盐皆适量。

制作步骤:①把黑豆倒入铁锅,干

炒到豆衣裂开,拿清水洗净,晒干。②老母鸡宰杀后去杂,洗净。莲藕切块,红枣去核,生姜切片。③汤锅加水,用旺火烧沸,放入黑豆、莲藕、老母鸡、红枣和生姜,用中火炖3小时,加入精盐即成。

食用方法:随餐食用,用量自愿。

黑豆鲤鱼汤

精选材料:黑豆 30 克,鲤鱼 1 条(约 250 克),生姜 1 片。

制作步骤:①将黑豆洗净,泡 3 小时;生姜洗净;鲤鱼去鳞、腮、肠脏,洗净,入油锅,略煎。②把全部用料一齐放入锅内,加清水适量,武火煮沸后,文火煮至黑豆黏,调味即可。随量饮汤食肉。

食用方法:随餐食用,用量自愿。

黑豆松仁肉丁

精选材料:黑豆 100 克,猪肉(瘦)200 克,松子仁 50 克,黄瓜 50 克,料酒 10 克,盐 3 克,味精 2 克,淀粉(玉米)30 克,花生油 60 毫升,葱汁 8 克,姜汁 7 克,鸡汤适量。

制作步骤:①将黑豆用温水泡胀,然后在鸡汤内煮烂捞出;猪肉、黄瓜均切小丁。②猪肉丁用葱姜汁 5 克、精盐 1 克入味,再用淀粉 20 克上浆;将余下料酒、精盐、味精、白糖、淀粉、葱姜汁兑成芡汁。③勺内加花生油烧热,下入肉丁炒散至断生;下入煮好的黑豆、黄瓜丁略炒。④烹入兑好的芡汁翻匀,撒入松仁炒匀出勺。

食用方法:随餐食用,用量自愿。

黑豆炖猪蹄（配番茄米饭）

精选材料:黑豆 400 克,猪蹄 750 克,猪耳 125 克,猪尾 25 克,猪皮 75 克,猪肥膘 100 克,番茄 125 克,葱头 75 克,大米 250 克。食油 75 克,蒜炼油 100 毫升,精盐、胡椒粉各适量。

制作步骤:①将黑豆洗净用水浸泡 3 小时左右;把猪蹄洗净竖劈两爿;猪耳、猪尾、猪皮、猪肥膘洗净切成小块;番茄洗净切块;葱头洗净切末;大米洗净控干;备用。②把盐、黑豆、猪蹄、猪耳、猪尾、猪皮、猪肥膘放在一起拌匀后,放入锅内用大火煮沸后改用文火焖至熟透,加入少许蒜炼油调好口味;备用。③把锅烧热后倒入蒜炼油待油温六成热时,放入葱头末炒至黄色后,加入番茄块炒透,盛入锅内倒入清水煮沸。再把锅烧热后倒入食油待油温五成热时,放入大米炒至黄色后,倒入盛有番茄的焖锅中加盐用大火煮沸,再改用小火焖熟。食用时,盛上黑豆焖猪蹄,配上番茄米饭即可。

食用方法:随餐食用,用量自愿。

【健康红绿灯】

1. 吃黑豆应适可而止,吃得太多,容易发生高尿酸及痛风。如果长期吃黑

粗粮健康又美容

九

视

力

损

伤

豆,一天的数量最好不超过10颗。

2. 黑豆性味平和,适合各类体质人食用。

3. 正在服用红霉素、甲硝唑(灭滴灵)、甲状腺素、甲氰咪呱等药物时,暂时不能食用黑豆及其制品,否则会妨碍药物的疗效。

(二) 白木耳营养餐

推荐理由:白木耳是中国著名特产,富含人体所需的多种氨基酸和微量元素,具有极高的药用价值和食用价值。白木耳性平味甘,现代医学认为它能提高肝脏解毒能力,有清肝明目的功能。

1 芹菜白木耳

精选材料:芹菜250克,白木耳150克,盐、味精、花生酱、酱油、胡椒粉、米醋、香油各适量。

制作步骤:①芹菜洗净择去老梗,取嫩头。水发白木耳去根蒂洗净。②炒锅放入清水烧沸,投入芹菜略氽,捞出沥干,放碗中,加精盐,味精,麻油拌匀,平摊盘中。白木耳入沸水略氽捞起,盛入碗中。③另取碗一只,放花生酱,加少许冷开水调成糊状,加入虾子酱油、味精、胡椒粉、米醋、香油调匀,倒入白木耳中拌匀,然后放在芹菜上即可。

食用方法:随餐食用,用量自愿。

 白木耳莲子糖羹

精选材料:白木耳10克,莲子6克,红枣10枚,冰糖、水淀粉适量。

制作步骤:①白木耳水发后,除去根部泥沙及杂质,放入碗中;红枣洗净去核,也放入碗中备用。②锅上火,加入适量清水,放入白木耳、莲子、红枣烧制。③待白木耳、莲子、红枣熟后,加入冰糖调味,盛入碗中即可。

食用方法:随餐食用,用量自愿。

 樱桃白木耳汤

精选材料:水发白木耳50克,罐头樱桃30克,糖桂花、冰糖各适量。

制作步骤:①水发白木耳择净,漂洗干净,撕成小朵,放入大碗中。②锅置火上,加入清水烧沸,再加入冰糖,待糖全部溶化,下入白木耳,烧煮20分钟,再加入糖桂花和罐头樱桃,再烧沸后出锅,装入大碗中即可。

食用方法:随餐食用,用量自愿。

4 白木耳炒肉丝

精选材料:白木耳5克,猪里脊300克,大葱1根,青、红椒各1根,辣酱30克,绍酒1茶匙,酱油1茶匙,淀粉1茶匙。

制作步骤：①将白木耳浸泡 12 小时，泡发后洗净，用剪刀剪去根部的黄色硬结，用手将白木耳撕碎；猪里脊切成细丝，用绍酒、酱油和淀粉抓拌均匀后腌制 10 分钟；青红椒去蒂去籽洗净后，切成细丝；大葱切细丝；辣酱剁细备用。②锅中倒入清水，大火加热至沸腾后，放入白木耳煮 5 分钟后捞出。③炒锅中倒入油，待八成热时，倒入肉丝炒至脱生后捞出。锅中再加入少许油，倒入辣酱和葱丝煸炒出红油后，放入白木耳和青红椒丝，翻炒 2 分钟后，将炒好的肉丝倒回翻炒几下即可。

食用方法：随餐食用，用量自愿。

【健康红绿灯】

①黑白木耳若能搭配食用，营养素会得到相互补充。

②白木耳一旦变质，就万万吃不得。因为变质白木耳中的致毒物为酵米面黄杆菌毒类，目前尚无有效的药物治疗，因此必须注意鉴别。

③选用偏黄一些的白木耳口感较好，炖好的甜品放入冰箱冰镇后饮用，味道更佳。

温馨小提示：黑豆的挑选

黑豆不如绿豆、黄豆这样常见，所以在购买时往往不知道什么样的黑豆才是好的。

真的黑豆表皮是黑色的，豆仁则是白色的或微黄白色，洗、泡后不掉色，皮较硬，不易煮烂；假的黑豆颜色浓烈，洗后或浸泡后掉色，皮较软，易烂。真的黑豆无异味；假的黑豆多是经过染色或用工业染料、药剂浸泡过，有异味。真的黑豆表面光滑；假的黑豆皮发黏，不光滑。

粗粮健康又美容

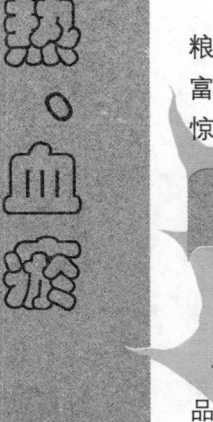

说到白领,人们总能想到优雅的办公环境,丰厚的收入,却很少人看到白领背后的苦楚。肤色不够美丽?秀发不够光泽?这究竟是为什么?很多白领都有这样的困惑。其实,这并没有什么深奥,追根溯源——那就是因为血虚、血瘀或血热妄行。总之,都是血液没有很好地发挥功能惹的祸。

血液,是女性美丽的重要保障。血液既要旺盛,又要畅通。中医认为,只有血液充足,眼睛才能视物清晰,肤色才能饱满红润,这样才是血色充盈的美人。要想实现这一完美的愿望,只靠化妆品临时应对是不行的,要追求内外兼美,就应该选择补血活血,由内而外的保养。

女人,需要一种关爱。这种关爱就来自丰富多彩的食物中,粗粮就是其中之一。粗粮补血,经济实惠又行之有效,如我们平时常吃的苋菜、香菇、糯米、菠菜等,均含有丰富的铁质,都是补血不错的选择。下面给大家介绍的粗粮细做,肯定会给你带来意外的惊喜,一个白里透红的美人即将出现了!

健康 DIY——粗粮细吃

(一) 糯米营养餐

推荐理由:糯米是一种温和的滋补品,有补虚、补血、健脾暖胃等作用,适用于脾胃虚寒所致的反胃、食欲减少、泄泻和气虚引起的汗虚、妊娠腹坠胀、气短无力等症。糯米制成的酒,可用于滋补健身和防病治病。

1 什锦点心

精选材料:干糯米粉 5 千克,鸡蛋清 1.5 千克,豆沙馅 1.75 千克,小豆羹 0.5 千克, 冻粉糖 0.5 千克,淀粉 1 千克。

制作步骤:①和面。将糯米粉加水调成糊状,摊在屉内,蒸成年糕后,倒入已预热的锅内,再把已搅打好的蛋清分 5 次倒入,边倒入,边搅拌,边加热,搅拌均匀后, 温度保持在 55~65℃之间待用。②成型。将面团放到撒有淀粉的案子上,下挤压扁,包入豆沙馅,用手制成桃、杏、瓜等形状,刷去表面沾着的淀粉。把小豆羹加热溶化,装在挤糊袋里往制品上挤成果梗,再把冻粉糖制成叶子贴在制品上,即为成品。

食用方法:当点心食用,用量自愿。

2 夹沙条头糕

精选材料:糯米粉 7 千克,粳米粉 3 千克,绵白糖 1 千克,冷水 3.5 千克,开水适量,糖油、玫瑰花、桂花适量。

制作步骤:①糯米粉、粳米粉、绵白

糖倒在开口缸里，加冷水拌和拌透，倒在笼格里用旺火沸水蒸约 20 分钟。②见糕成熟取出，放在开口缸里加开水适量，边揉边用双拳揿压，一直揉压至面团光滑无粉粒为止。③在案板上涂一些油，把揉好的熟粉团放上，揿成 12 厘米左右宽的扁长条，把豆沙馅搓成长条放在中间卷拢，再把两头捏拢，搓成直径约 2.3 厘米的长条，用刀把长条的两头切平，再切成长约 10 厘米的段。④排齐，涂上糖油，撒上玫瑰花和桂花即成。

食用方法：当点心食用，用量自愿。

 ## 桂花糖年糕

精选材料：细糯米粉 15 千克，细粳米粉 10 千克，白砂糖 1.25 千克，糖桂花 1.25 千克，豆油 250 克。

制作步骤：①把细糯米粉、细粳米粉倒入木桶里搅匀，中间扒窝，放入白砂糖，舀入清水约 1.5 千克，用手拌匀，静置 8 小时后过筛成糕粉。②取蒸桶一只，内壁抹遍豆油，先薄撒一层糕粉，置旺火沸水锅上蒸，当蒸汽透过糕粉时，再把剩余糕粉均匀撒在冒热气处，盖上木盖，蒸 15 分钟。③稍停揭盖，如糕粉尚未全熟，可用竹筷将生粉拨向熟处，加盖，再蒸 3~5 分钟，取下倒在铺有湿布的案板上，抓住靠身边的两只布角，连糕向外翻个身，揭去糕布，放入糖桂花，再盖上糕布。双手蘸冷开水，先将靠身边的一半糕揿揉至扁，再把外面的一

半糕向里对折，覆盖糕布再揉揿至扁。④揭去布把糕从右向左先折上三分之一，再折叠成卷筒形，翻转糕身，照前法揉揿折叠，如此反复数遍，直至糕坯光滑起亮。⑤用弦线一根，将糕坯分割成四长条，再分别揉揿成约 33 厘米宽，然后再将糕坯前后两边向中间折叠，揿平，翻转糕身揿成 8.3 厘米宽、10 厘米厚的长条。另用一根长约 26 厘米的弦线将糕坯等量分成 100 块。在饮食行业中称此过程为"开条"。⑥将开条后的糕块放到抹有豆油的案板上，凉约 15 分钟，翻转糕身再晾 15 分钟，然后每两块重叠排放，凉透即成。

食用方法：当点心食用，用量自愿。

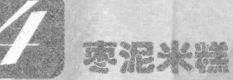 ## 枣泥米糕

精选材料：糯米 500 克，枣泥馅 300 克，熟面粉 100 克。

制作步骤：①将糯米淘洗干净，放入盘内，上屉蒸熟，用干净的湿布把糯米搓烂，揉成米粉团待用。②晾凉后，把米粉团揿成 50 克面一个的剂子，撒上熟面粉，将剂子按扁，包上枣泥馅，即为枣泥米糕。

食用方法：早晚服用或作点心服食。

【健康红绿灯】

糯米不容易消化，所以不宜多吃，特别是老人、小孩更不宜多吃。

血热·血瘀

(二) 香菇营养餐

推荐理由:香菇自古以来被认为是益寿延年的珍品,可治疗多种疾病。香菇含有维生素 B_1 维生素 B_5、维生素 C、叶酸、核苷酸等多种维生素和钙、铁、铜等造血物质,是中外医疗保健界公认的"健康食品"之一。

1 香菇烧乌鱼肉

精选材料:水发香菇 250 克,乌鱼肉 200 克,青笋、胡萝卜各 30 克,鸡蛋、味精、精盐、姜、蒜、胡椒粉、醋、香油、植物油、湿淀粉各适量。

制作步骤:①将香菇洗净,去蒂,切成片;胡萝卜、青笋洗净,去皮,切成片;乌鱼肉洗净后切成薄片,放入碗内,加鸡蛋清、味精、精盐、胡椒粉拌匀。②在另一小碗内放味精、醋、精盐、胡椒粉、湿淀粉、香油、水适量,兑成汁水。③炒锅用旺火加热,放入植物油,烧至五成热时将乌鱼肉片放入,划熟后倒入漏勺中。④再在锅内放少许植物油,将蒜、姜下入炒香,再下香菇片炒香,加入青笋片、胡萝卜片炒透,接着把乌鱼肉片倒入拌匀,加上兑好的汁水炒匀即可。

食用方法:随餐食用,用量自愿。

2 香菇豆腐

精选材料:豆腐 300 克,香菇 3 只,榨菜、酱油、糖、香油、淀粉适量。

制作步骤:①将豆腐切成四方小块,中心挖空。②将洗净泡软的香菇剁碎,榨菜剁碎,加入调味料及淀粉拌匀即为馅料。③将馅料酿入豆腐中心,摆在碟上蒸熟,淋上香油、酱油即可食用。

食用方法:随餐食用,用量自愿。

3 鸡脯肉香菇面

精选材料:水发香菇 60 克,鸡脯肉 100 克,豌豆苗 35 克,挂面 300 克,料酒、鸡汤、植物油、鸡蛋清、精盐、菱粉、香油各适量。

制作步骤:①将水发香菇洗净,去蒂后挤干水;鸡脯肉洗净,剔筋后切成细丝,加鸡蛋清、精盐、菱粉拌匀;豌豆苗洗净后切成段;挂面下入开水锅中煮软后捞出,用冷水冲凉。②炒锅上火,放入植物油烧至六成热时,下人鸡脯肉丝划熟,捞出。③再放入豌豆苗、香菇略炒,加入料酒、鸡脯肉丝、鸡汤、精盐、挂面,汤沸后淋入香油出锅装碗即可。

食用方法:随餐食用,用量自愿。

【健康红绿灯】

1. 吸烟者或早晨起床后口苦者,以及肝脏衰弱者,喝香菇汤有一定的疗效。

2. 严重肾功能减退及尿毒症患者,都不能吃香菇,因为吸收过多的钾及磷均对身体有严重的影响。

推荐理由:苋菜含有丰富的铁和维生素 K,有促进凝血,增加血红蛋白含量并提高携氧能力,促进造血等功能。苋菜还是餐桌上的减肥主角,常食可以减肥轻身,促进排毒,防止便秘,是爱美人士的营养佳蔬。

1 腌苋菜

精选材料:苋菜(紫)300 克,荠菜根 300 克,芥末 5 克,蒜泥 5 克,香油 3 克,盐 3 克,醋 5 克,酱油 3 克。

制作步骤:①苋菜放入沸水焯成青绿色,再用凉水浸泡除味后,挤去水分。②荠菜根洗净,用沸水焯熟,用凉水浸泡后备用。③芥末、蒜泥、精盐、酱油、食醋放入碗中调成芥末酱。④荠菜根、苋菜放在盘中,倒入芥末酱拌匀即可。

食用方法:随餐食用。

2 苋菜头煲猪大肠

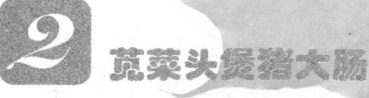

精选材料:鲜苋菜头 100 克,猪大肠 150 克。

制作步骤:①猪大肠洗净,与苋菜头分别切段。②清水适量,煲 2 小时。③去苋菜头,加盐少量调味即成。

食用方法:随餐食用。

3 冬菇扒苋菜

精选材料:苋菜 750 克,冬菇 100 克,猪瘦肉丝 50 克,鸡汤 10 克,葱段 2 克,姜片、味精、绍酒、精盐、蒜泥、麻油、生鸡油、玫瑰酒、水淀粉、植物油各适量。

制作步骤:①将冬菇用冷水浸泡透,去菇柄洗净。烧热炒锅,加入植物油 15 克,放入姜片、葱段、冬菇,煸出香味,烹入绍酒 15 克,加热水烧至微沸,取出冬菇放入砂锅内,加清水、生鸡油、玫瑰酒,放入笼内蒸约半小时,取出。②将苋菜洗净沥干水分。炒锅置旺火上烧热,加入植物油 40 克,放入蒜泥,煸炒出香味,放入苋菜、精盐炒匀,加入鸡汤、味精,烧 2 分钟左右至入味,取出,沥干汤汁,排齐放在盘中。③将猪肉丝用水淀粉 5 克拌匀上浆。烧热炒锅,加入植物油 25 克,放入猪肉丝煸炒,烹绍酒,加入冬菇、鸡汤、味精、精盐,烧沸后用水淀粉勾芡,淋入麻油,拌匀,淋在苋菜上即成。

食用方法:随餐食用。

4 粉蒸苋菜

精选材料:红苋菜、食用油、精盐、鸡精、鲜汤、香油、炒米粉各适量。

制作步骤:①将苋菜洗净,切成段。②取一器皿放入炒米粉加入鲜汤、精

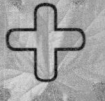

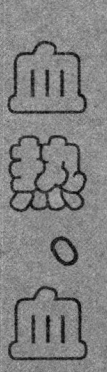

盐、鸡精、食用油、苋菜拌匀待用。③将拌匀的苋菜与米粉放入蒸锅中,用大火蒸约20分钟,取出淋入香油即可。

食用方法:随餐食用。

【健康红绿灯】

1. 苋菜不能与蟹同食,否则会中毒。

2. 夏季是食用苋菜的最佳季节。食用红苋菜对于清热解毒,治疗肠炎痢疾以及大便干结和小便赤涩有显著作用。

3. 平素胃肠有寒气、易腹泻的人是不宜多食苋菜的,一定要注意。

温馨小提示:香菇、苋菜挑选法

在挑选香菇时,首先应先鉴别其香味如何,可用手指压住菇伞,然后闻一闻,以香味纯正的为上品。伞背以呈黄色或白色为佳,呈茶褐色或掺杂黑色则为次。

好的香菇体圆脐正,伞柄肥厚,个大均匀,盖面平滑,质干不碎;手捏菌柄有坚硬感,放开后菌伞随即膨松如故。反之为次。

好的香菇色泽黄褐,菌伞下面的褶皱要紧密细白,菌柄要短而粗壮,远闻有香气,无焦片、雨淋片、霉蛀和碎屑等。反之为次。

凡是模样不好看,颜色浅淡不一的都是湿度、温度掌握不好所致,而菇朵上长出白毛是不正常的霉变反应,这样的香菇已不能再食用。

苋菜有红苋、青苋和彩苋三种。红苋叶片紫红色,吃口软糯;青苋叶绿色,吃口硬性;彩苋,又名观音米苋,叶脉附近紫红色,叶片边缘部绿色,吃口软糯。

 火候的掌握

无论是煲汤还是煮粥，掌握好火候才能更好地利用食材熬出鲜醇味美的汤粥。煨汤火候的要诀是大火烧沸，小火慢煨。这样可使食物蛋白质浸出物等鲜香物质尽可能地溶解出来，使汤鲜醇味美。文火能使鲜香物质溶出得更多，汤色更清澈，味道更浓醇。

但需要注意的是，不要让汤汁沸腾的时间太长，否则就会成奶汤，里面的汤料柴而散，无法吃。所以沸腾时间应保持在开锅后 5 分钟以内，此后调成小火慢慢熬煮到所需时间即可。熬汤时温度长时间维持在 85~100℃，如果在汤中加蔬菜应随放随吃，以免维生素 C 被破坏。汤中可以适量放入味精、香油、胡椒、姜、葱、蒜等调味品，但注意用量不宜太多，以免影响汤本来的鲜味。

 步骤的选择

用鸡、鸭、排骨等肉类煲汤沸水中焯一下，这个过程叫做"出水"或"飞水"，不仅可以除去血水，还去除一部分脂肪，避免过于肥腻。

在煲汤中途尽量不要添加冷水，因为正加热的肉类遇冷不易溶解，汤便失去了原有的鲜香味。

油与水充分混合才能做出诱人的洁白奶汁效果，窍门在于做肉汤时要先用大火煮开，然后用小火煮透，再改大火。煲鱼汤时，先用油把鱼两面煎一下，鱼皮定结，就不易烂了，而且还不会有腥味。煲鱼汤应加入沸水，用大火。还要注意水要一次加足。

想要原汁原味的汤，就不必加入葱、姜、花椒、大料、料酒之类的香料。如果需要，一片姜足矣。盐应当最后加，因为盐能使蛋白质凝固，有碍鲜味成分的扩散。

煲清汤时不要让汤汁大滚大沸，否则肉中的蛋白质分子激烈运动会使汤汁显得浑浊。

（完）

粗粮健康又美容

人为什么会出汗呢?这个问题看似很简单,可要准确地回答出来,也不是一件很容易的事情。简单地说,人体出汗就如同植物进行光合作用所蒸发的水分一样,是一种正常的生理现象。众所周知,出汗可以降低体温,有助于排毒。所以,有些人就认为出汗越多越好,真的是这样吗?

其实不然,正常出汗,对人体健康是非常有利的,否则,就要另当别论了。比如,有的人即使不运动,保持安静的状态下,也会全身或局部出汗,甚至大汗淋漓。还有的人一入睡之后,就开始出汗,醒来后,则症状全无。这些都是不正常的出汗,而是虚汗。

虚汗,简单地说,就是因身体虚弱,或因某种疾病导致的,是一种不正常的出汗,应引起重视了。多吃一些粗粮,如芡实、糯米等,就能有效缓解这一症状,并有助于增强体质,增高免疫力。

健康 DIY——粗粮细吃

(一) 芡实营养餐

推荐理由:芡实含有丰富的碳水化合物,约为 75%,而脂肪只含 0.2%,所以很容易被人体所吸收。它不但能健脾益胃,还能补充营养素。平时消化不良或自汗盗汗者,经常吃芡实粥或煮红糖水喝,效果不错。

1 山药薏米芡实粥

精选材料:山药 1 根 (约 300 克),薏米 50 克,芡实 40 克,大米 100 克。

制作步骤:①薏米和芡实洗净后,用清水浸泡 2 小时。大米洗净后,用清水浸泡半小时(不泡也可以)。②将浸泡好的薏米,芡实放入锅中,倒入 1500 毫升清水,大火煮开后,调成小火煮 30 分钟,然后倒入大米继续用小火煮 20 分钟。③带上橡胶手套,将山药去皮,切成 3 毫米厚的片,放入锅中,再继续煮 10 分钟即可。

食用方法:当点心食用,用量自愿。

2 鸡头米排骨汤

精选材料:猪排骨 (大排)250 克,芡实米(鸡头米)50 克,大葱 5 克,姜 5 克,料酒 8 克,盐 3 克,味精 2 克。

制作步骤:①将排骨洗净斩成块,入沸水锅中汆一下捞出,冲净浮沫。②芡实拣去杂质,洗净待用。③坐锅点火倒油,油热后倒入排骨、芡实,加入料酒、葱、姜和适量清水,旺火烧开后,改用微火炖至肉烂,然后加入精盐、味精调味,离火盛入汤碗内即可。

食用方法:随餐食用,用量自愿。

 绿豆薏米芡实粥

精选材料：绿豆，薏米，芡实。

制作步骤：①绿豆、薏米洗净，浸泡1~2个小时。②绿豆和薏米一起下锅慢煮，快熟时放入芡实，再稍开即可。③如果是干芡实，要和豆子或薏米泡同样的时间，一起入锅煮。

食用方法：随餐食用，用量自愿。

 鸡头粥

精选材料：鸡头米（芡实）100克，大枣6枚，大米100克。

制作步骤：①将鸡头米、大米分别淘洗干净，备用。②锅内加水适量，放入鸡头米、大枣、大米共煮粥，熟后即成。

食用方法：当点心食用，用量自愿。

 山药芡实柴鸡汤

精选材料：母柴鸡1只约1000克，山药（鲜）250克（也可以用干的山药50克），芡实20克，姜片、料酒、盐适量。

制作步骤：①柴鸡经过初步加工后洗净。②去掉柴鸡的头和尾（就是屁股），用剪刀剪去鸡爪的指甲，放入放了料酒的开水锅中烫5分钟去血沫，然后放入装了足够多清水的汤煲中烧开，用中火煲20分钟。③戴上手套将山药的皮去掉，洗净切成滚刀块；芡实提前用清水浸泡。待鸡汤烧开后将二者放入鸡汤内。④中火煲20分钟以后，转小火煲2小时，加盐调味即可。

食用方法：随餐食用，用量自愿。

 鸡头米小炒

精选材料：鸡头米（芡实）300克，马蹄50克，西芹10克，红椒10克，青椒10克。花生油5克，精盐5克，味精2克，鸡汤50克，水淀粉10克。

制作步骤：①鸡头米洗净漂清。②马蹄、西芹、红椒、青椒分别切成菱形小块或片。③锅入清水，置旺火烧沸，放入鸡头米、西芹、红椒、青椒，煮2~3分钟捞出控水。④锅置旺火烧热，倒入鸡汤，放入鸡头米、马蹄、西芹、红椒、青椒，烧开后加精盐、味精，淋入水淀粉翻炒，再淋上花生油即成。

食用方法：当点心食用，用量自愿。

【健康红绿灯】

1. 在煮芡实时，要用慢火炖煮至烂熟，细嚼慢咽，方能起到补养身体的作用。

2. 在煮芡实时，要去掉新鲜芡实的壳，因为壳是涩的，会影响味道。

（二）糯米营养餐

推荐理由：糯米是一种温和的滋补品，有补虚、补血、健脾暖胃、止汗等作用，适用于脾胃虚寒所致的反胃、食欲

117

粗粮健康又美容

缺乏、泄泻和气虚引起的汗虚、妊娠腹坠胀、气短无力等症。

糯米梨

精选材料:糯米 100 克,梨 200 克,红豆沙 20 克,樱桃 10 克,菠萝 20 克,白砂糖 20 克,色拉油 20 克,玉米面(黄)10 克。

制作步骤:①糯米洗净,加入 1 杯水,静置 20 分钟后,先以强微波加热 6 分钟,再以 50%火力微波蒸煮 5 分钟后,拌入糖、油各 10 克,拌匀成糯米饭。②将雪梨去皮、对切、去核,再切成月牙形,泡盐水备用;取一深碗,碗内抹油,将雪梨片逐片平铺,排成鱼鳞状,先填入半份糯米饭,再放入红豆沙及剩余的半份米饭,覆保鲜膜,以强微波烹煮 10 分钟,倒扣于大盘。③取一容器入半杯水及 10 克糖,以强微波 3 分钟煮滚后,迅速拌入调匀的玉米粉 10 克、水 10 克勾芡,再放入切碎的红樱桃及凤梨片,淋在糯米饭上即可。

食用方法:随餐食用。

2 玫瑰百果蜜糕

精选材料:细糯米粉 5 千克,绵白糖 3.5 千克,核桃仁 600 克,松子仁 500 克,青梅干 250 克,橘红 150 克,玫瑰酱 250 克,红曲米粉 25 克,豆油 25 克。

制作步骤:①将核桃仁挑选后放入沸水里泡约 15 分钟,去其涩味,沥干水后同青梅干、橘红(柑橘外果皮)切成黄豆大小的丁,放入盘中,加入松子仁拌匀即成果料馅;将红曲米粉过筛待用。②将细糯米粉、红曲米粉、绵白糖(2 千克)一起倒入木桶内,中间扒窝,舀入清水 350 克,用手拌匀。其后静置约 3 小时,用筛子筛后即成糕粉。③取蒸桶一只,内放竹算垫底(抹豆油 15 克),先薄铺一层糕粉,置沸水锅上蒸,见蒸汽从糕粉四周慢慢冒起时,再把其余糕粉分数次均匀地、轻轻地撒在冒气处。撒完后,上盖蒸约 10 分钟,待糕面呈玫瑰色,质地软润,用筷子插入内部,取出筷子上见不到黏糊就已成熟,取下。④将绵白糖在案板上摊开,把熟糕坯倒在上面,用手先将糖揉入糕里,然后边揉边将果料馅和玫瑰酱逐步放入再揉至糕面光滑。⑤取糕板一块(长 67 厘米,宽 46 厘米),上面放糕框一只,糕框内壁和糕板上涂抹一层豆油。把揉光的糕放入,双手捺平,四角要平整。晾 4 小时后去掉糕框,切成 8.3 厘米长、4.3 厘米宽、1.3 厘米厚的块(100 块)即成。

食用方法:早晚服用或作点心服食。

3 芝麻汤圆

精选材料:糯米粉 500 克,芝麻馅 200 克。

制作步骤:①将糯米粉用 50 克开

水烫熟,再洒上 100 克冷水,搅拌后揉成团。②加入芝麻馅,与糯米团一起搓成 30 只小汤圆。③将水烧开,放入汤圆,待熟后捞出即可。

食用方法:早晚服用或作点心服食。

 ## 糯米红枣

精选材料:无核枣 250 克,糯米粉 100 克。

制作步骤:①将无核红枣用水浸泡 10 小时备用。②将糯米粉加入 30 克温水温熟,搅拌后揉成团,再搓成小条。③用小刀将红枣再中间切一刀,然后夹入搓好的糯米小条,再撒上冰糖水,上笼蒸 1 小时即可。

食用方法:早晚服用或作点心服食。

【健康红绿灯】

1. 糖尿病、体重过重或其他慢性病如肾脏病、高血脂的人吃糯米要适可而止。

2. 不要凉吃糯米。糯米本身是比较不容易消化的,凉吃的话更难消化。

温馨小提示:糯米的挑选

购买糯米时,掌握一定的技巧是很重要的。糯米有两个品种,一种是椭圆的,挑的时候看它是否粒大饱满;还有一种是细长尖尖的,这种挑的时候看是否发黑或坏掉。总之以米粒较大,颗粒均匀,颜色白皙,有米香,无杂质的为好。

粗粮健康又美容

《黄帝内经》说:"肺系一身之气,司呼吸、主皮毛,开窍于鼻。"由于肺直接与外界相通,易被邪侵,所以被称为"娇脏",又因为掌管着生命气机的运行,故被称为人体的宰相。宰相是国君之下辅助国君处理政务的最高官职,由此可见,肺的权利如此之大,地位如此之高,非同一般。

可如今,这个"宰相"越来越感觉不堪重负了。气温一下降,办公室里干咳声不断,很多人都说自己的喉咙干痒难耐,即使不停地喝水,也还是不舒服,去医院检查,却不见病症。

还有些人因工作压力大,工作不顺心,整日一副闷闷不乐、患得患失的样子。《黄帝内经》曰:"悲则气消"、"悲则心系急,肺布叶举,而上焦不通,营卫不散,热气在中,故气消矣"。简而言之,过悲则伤肺,林黛玉就是大悲伤肺的典型例子。

那该如何养好这个"娇脏"呢? 除了保持乐观的心态,避免不必要的悲伤情绪外,通过饮食也能达到养肺的目的,如多吃些山药和松子,就是很不错的。

健康 DIY——粗粮细吃

（一） 山药营养餐

推荐理由:山药营养丰富,适口性强,是深受人们喜爱的食品。山药药性甘淡平和,具有健脾益气,补肺润燥的功能。山药含有皂甙、植物黏液质,有润滑、滋润的作用,故可益肺气,养肺阴,治疗肺虚痰嗽久咳之症。

1 山药酒

精选材料:鲜山药 350 克, 黄酒 2000 毫升,蜂蜜适量。

制作步骤:①将山药洗净、去皮、切片备用;再将黄酒 600 毫升倒入砂锅中煮沸,放入山药,再煮沸后将余酒慢慢地添入。②山药熟后取出,在酒汁中再加入蜂蜜,煮沸即成。

食用方法:随餐食用,用量自愿。

2 冰糖山药

精选材料:山药 1500 克, 冰糖 3/4碗,清水 5 碗。

制作步骤:将山药皮削去并切成方块,加进冰糖、清水先用大火煮滚,再改小火煮烂,约 40 分钟,即可供食。

食用方法:随餐食用,用量自愿。

3 山药药膳汤

精选材料:山药 5 克, 玉竹 10 克,麦冬 10 克,枸杞 5 克,鸽子 1 只。

制作步骤:①先将用开水氽过的鸽

子肉放入锅中煎炒,然后加入高汤或开水。②煮沸后将肉捞至汤罐中,再把洗净的药料放入锅中,煮熟后将汤也倒进汤罐中,文火再煮9分钟。③出锅前加入盐、味精、鸡精等调味料即可。

食用方法:随餐食用,用量自愿。

 4 鲜虾山药角

精选材料:新鲜山药、虾仁、冬菇、猪肉、韭菜、盐、糖、胡椒粉、鸡精、料酒、油各适量。

制作步骤:①山药洗净上笼蒸酥去皮,研成泥状;水淀粉用适量沸水烫透后,同山药泥一起和匀,成坯皮。②少量山药洗净切粒;虾仁、冬菇、猪肉、韭菜同时切粒。用少许油煸炒,再加入适量盐、糖、料酒、胡椒粉,用水淀粉勾芡后淋上少许麻油,成馅料。③坯皮切小段,压扁后包入馅心,做成一头大一头小的角形,锅内放油烧热,放入山药角炸2~3分钟,至黄色,捞出即可。

食用方法:随餐食用,用量自愿。

5 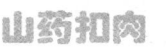 山药扣肉

精选材料:山药400克,带皮五花猪肉500克,青菜、大蒜、八角、精盐、酱油、白糖、豆腐乳汁、湿淀粉、清汤、植物油各适量。

制作步骤:①山药去皮后切成段;猪肉入开水锅中煮至七八成熟时取出,用酱油抹匀上色;八角剁成末,蒜捣成泥;用小碗加入蒜泥、精盐、白糖、八角末、腐乳汁、酱油兑成汁备用。②在锅内加植物油,烧至八成热时,将山药入油中炸熟后捞出控净油;再将猪肉放入锅内炸至红色,捞出控净油,晾凉,切成和山药一样大小的块;然后将肉块放入兑好的蒜泥作料酱油汁中拌匀略腌,肉的皮朝下和山药相向摆在大碗内,放入蒸笼内蒸至熟烂取出。③用青菜垫盘底,将肉扣在盘上;余汁倒回锅中,加清汤、酱油烧开,用湿淀粉勾芡,浇在扣肉上即成。

食用方法:随餐食用,用量自愿。

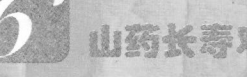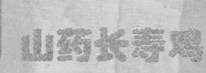 6 山药长寿鸡

精选材料:山药50克,母鸡一只,红枣100克,粟子50克,党参30克,莲子30克,葱、姜、胡椒、精盐、味精、料酒各适量。

制作步骤:①鸡宰杀脱毛后,从腋下开一小口,取出内脏,洗净。②山药洗净去皮切成片;红枣去核洗净;粟子去外壳;莲子用水泡软,挑去莲心;党参洗净;葱、姜均匀切碎,精盐上锅略炒。③将山药片、大枣、粟子、莲子、党参、胡椒、精盐、料酒一起装入鸡腹内。鸡腿折下,鸡头朝上放盆内,加适量清水,放蒸笼内蒸至鸡肉熟烂时取出。④撒上葱姜末,加入精盐、味精调好味即成。

食用方法:随餐食用。

【健康红绿灯】

1. 山药与甘遂、鲫鱼相克,如果一起吃会产生不良反应。

2. 患感冒或者便秘的人吃山药会使病情加重。

(二) 松子营养餐

推荐理由:松子被称为"坚果中的鲜品"为人们所喜爱,尤其适合老人食用。松子中的磷和锰含量也非常丰富,对大脑和神经大有裨益,是脑力劳动者的健脑佳品。松子还具有滋阴润燥、扶正补虚的功效,特别适合体虚、便秘咳嗽等病的患者食用。

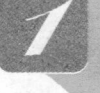 **松子鸭颈**

精选材料:烤鸭皮 350 克,香菜 75 克,松子 25 克,虾肉 50 克,精盐、绍酒、葱姜汁、味精、蛋清、干淀粉、花生油各适量。

制作步骤:①将烤鸭皮片下,切成长块待用;虾肉斩成茸,放入碗内加精盐、绍酒、葱姜汁、味精及蛋清搅拌成虾馅。②将松子下四成热的油锅,炸至变色时捞出沥油,放入虾馅内拌匀。③将鸭皮(皮面朝下)摊在砧板上,拍上干淀粉,放上虾馅,卷成 5 厘米长的鸭卷;锅上火烧热,倒入花生油,烧至五成热时,将鸭卷投入锅中炸至皮脆色金红,然后

捞出装盘,以香菜衬托即成。

食用方法:随餐食用。

2 四季豆炒松仁

精选材料:四季豆 4000 克,松子仁 50 克,红椒 10 克,植物油 400 克,精盐 5 克,味精 3 克,蒸鱼豉油 5 克,蒜 10 克,香油 2 克。

制作步骤:①将松子仁放入五成热的油锅中炸至金黄色,捞出沥干油,放在洁净的棉纸上,吸干油分。②将四季豆撕去两边筋,切成 1 厘米长的段;红椒去蒂、去籽、切米;蒜去蒂,切末。③净锅置旺火上,放入植物油,烧至六成热时,下蒜末、四季豆、精盐、味精炒至断生,放入红椒米,加入蒸鱼豉油翻炒均匀,出锅装盘,撒上炸好的松子仁即可。

食用方法:随餐食用。

3 松仁汉堡牛扒

精选材料:牛肉、洋葱、松仁、鸡蛋、面包、蒜、盐、黑胡椒、红酒、香草、芝士粉各适量。

制作步骤:①将牛肉剁成馅,加入黑胡椒、鸡蛋、盐、红酒腌制;洋葱、蒜切末;面包切碎。②将洋葱和蒜炒一下,放凉后加入牛肉中;面包粒、松仁也加入牛肉中,在冰箱中放置 10 分钟。③坐锅点火倒油,将牛肉馅制成圆饼煎熟即

可,食用时可搭配沙拉酱。

食用方法:随餐食用。

 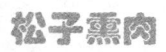

松子熏肉

精选材料:猪肋条肉 500 克,精盐 9 克,松子仁 15 克,白糖 30 克,豌豆苗 125 克,葱叶、冰糖、陈皮、葱白段、茶叶、杉木屑、姜、植物油、花椒、绍酒、芝麻油、酱油各适量。

制作步骤:①将猪肋条肉修齐四边,切成长 18 厘米、宽 14 厘米、厚 2.5 厘米的长方块,洗净放入盘中;精盐 6 克与花椒拌和后,均匀擦在肉上,腌渍后取出洗净,用洁布吸去水。用铁叉插入肉内,皮向下,在旺火上烘烤,待皮烤焦后,离火抽去铁叉,将肉放入水中泡至肉皮回软取出。刮去皮上的焦污,使皮剩约 0.5 厘米厚,再用清水洗净。②将竹箅置于砂锅内垫底,放入葱白段、姜片;皮朝下再放入猪肉,加酱油、绍酒、冰糖、陈皮、松子仁,添清水淹没肉身,盖上锅盖,在旺火上烧沸后,移在微火上,焖至肉酥烂取出。③将杉木屑、茶叶、白糖放入空铁锅内,架上铁丝络,络上平放葱叶,再放猪肉,盖好锅盖,置旺火上烧 2~3 分钟,视锅内冒出浓烟时离火,熏至肉色金黄时取出。肉皮朝上置砧板上,用芝麻油涂擦肉皮,斜切成 8 块,每块再从中间切一刀,成 16 块,保持原状,皮朝上仍呈长方形,装入长盘中间。同时将砂锅内的松子仁捞出,摆在肉皮上。④在熏肉改刀的同时,炒锅置旺火上,舀入植物油,烧至六成热,下入豌豆苗,加精盐 3 克、白糖 5 克、味精,炒熟后起锅,放在肉块两头即成。

食用方法:随餐食用。

【健康红绿灯】

1. 吃太多松子会使人体发胖,每天食用松子的量以 20~30 克为宜。

2. 松子含有许多对人体有益的成分,非常适合中老年体质虚弱、大便干结、慢性支气管炎久咳无痰之人以及心脑血管疾病之人食用。

3. 脾虚腹泻以及多痰患者最好和松子保持距离。

温馨小提示:松子挑选有方法

挑选松子是有一定诀窍的。好的开口松子从表面上看颗粒均匀,但开口不均匀;较差的开口松子从颗粒看不均匀,但开口均匀,且长;从口感方面来说,好的开口松子吃起来有清香味,较差的开口松子吃起来发涩,有异味。

总之,挑选松子时要以外表干燥不潮湿、颗粒大而饱满、颜色白净、无异味、带清香气息者为佳。

粗粮健康又美容

十三 肝肾损伤

烟酒、压力一起上，这一切，都让都市白领的肝脏、肾脏功能出现了节节败退的迹象。在繁忙工作的重压下，有些人脾气越来越急躁，常常因一点小事，就怒发冲冠，拍案而起。中医认为"大怒伤肝"，三国时的周瑜大怒之下剑伤迸裂、倒地而亡，就是大怒伤肝的典型例子。

每天无休止的加班、应酬，让人筋疲力尽，腰酸腿软，甚至对床上那点事都失去了兴趣。工作不顺心，老婆不舒心。这是怎么回事？难道是我的肾出了问题，肾可关乎人的一生幸福呀！

生活节奏快，工作压力大，生活无规律，让越来越多的都市白领感受到身心俱疲，对自己的身体开始担忧起来。要改善这一症状，护肝养肾是关键。用宽容的态度对待别人和自己，生活中保持心态平和对于健康非常重要。

除此之外，科学饮食也是不可或缺的，不妨试试五豆补五脏法。中医养生学有"红豆补心脏，黄豆补脾脏，绿豆补肝脏，白豆补肺脏，黑豆补肾脏，五豆补五脏"之说。在这里，主要讲讲绿豆、平菇的养生保健作用。

健康 DIY——粗粮细吃

（一）绿豆营养餐

推荐理由：绿豆中所含蛋白质、磷脂均有兴奋神经，增进食欲的功能。绿豆含丰富的胰蛋白酶抑制剂，可以保护肝脏，减少蛋白分解，减少氮质血症，因而保护肾脏。

1 绿豆汤

精选材料：绿豆。

制作步骤：将绿豆洗净，控干水分倒入锅中，加入开水（开水的用量以没过绿豆2厘米为好），煮开后改用中火，当水分要煮干时（注意防止粘锅），加入大量的开水，盖上锅盖，继续煮20分钟，汤色碧绿。

食用方法：适量食用。

2 绿豆沙

精选材料：绿豆，苏打水，糖适量。

制作步骤：①绿豆洗干净，加水和2克小苏打泡6小时左右。②倒掉苏打水，把绿豆反复淘洗干净，加绿豆分量2倍以上的水煮开，撇去浮沫，转小火煮至一半的绿豆已经变成豆沙，一半还能大约看出形状但也已经软烂。③滤网过滤，滤掉豆皮剩沙。④加糖拌匀，在火上继续熬，边熬边搅拌以免糊掉，煮至浓稠，就是勺子从糊中提起时糊呈块状掉落而不是滴落的时候就好了。

食用方法:适量食用。

 **绿豆排骨**

精选材料:排骨 350 克，红枣 50 克,绿豆 50 克,姜 10 克,清水 1200 克,盐 5 克,鸡精 3 克,糖 1 克。

制作步骤:①将排骨斩件汆水,红枣洗净,姜切片,绿豆洗净待用。②洗净锅上火，放入清水、排骨、姜片、绿豆、红枣,大火烧开转中火煲 45 分钟调味即成。

食用方法:适量食用。

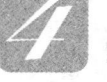 **绿豆海带**

精选材料:绿豆 100 克，海带 50 克,红糖适量。

制作步骤:①绿豆淘洗干净。②将海带放入清水中浸泡 4 小时，洗净,切成海带丝,用清水冲洗后,与绿豆同放入砂锅。③加水煮至绿豆酥烂,汤汁黏稠,加入红糖,溶化后拌匀即成。

食用方法:用量自愿。

 绿豆水果

精选材料:绿豆,香蕉,桃子,西瓜。
制作步骤:①绿豆洗净后，用清水浸泡隔夜。②绿豆放在锅中,大火熬沸,然后改文火,绿豆一开花,即可出锅。③将香蕉、桃子、西瓜切片后,与绿豆汁拌

在一起。

食用方法:用量自愿。

【健康红绿灯】

1. 身体虚寒或脾胃虚寒者过量食用绿豆,会出现腹痛腹泻。

2. 阴虚者不宜大量食用绿豆,否则会致虚火旺盛而出现口角糜烂、牙龈肿痛等症状。

(二) 平菇营养餐

推荐理由:平菇含有多种养分及菌糖、甘露醇糖、激素等,可以改善人体新陈代谢、增强体质、调节自主神经功能,故可作为体弱病人的营养品,对肝炎、慢性胃炎等都有疗效。

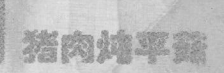 **猪肉炖平菇**

精选材料:猪肉 500 克（肥瘦各半）,鲜平菇 500 克,食油、精盐、白糖各适量,鲜汤、花椒粒、八角各少许。

制作步骤:①猪肉洗净,切成方块;平菇用盐水洗净，在开水锅中焯透捞出,沥干水分。②炒锅置旺火上,加入食油,油热后下花椒粒、八角炸香捞出;加入白糖,待糖熬化发红后,将肉块倒入,炒至七、八成熟,加少许鲜汤,用文火炖熟。③最后倒入焯透的平菇,加精盐后翻炒几下,待平菇入味后起锅装盘即成。

食用方法:随餐食用,用量自愿。

十三 肝肾损伤

2 平菇炒蛋

精选材料:鲜平菇 250 克,鸡蛋 5 个,大葱 25 克,食油 50 克,精盐、胡椒粉各少许。

制作步骤:①将平菇、大葱洗净后切成细丝;鸡蛋磕开打匀成蛋糊。②炒锅置旺火上,放入食油,油热后将菇丝、葱丝一并置于锅内煸炒,加精盐和胡椒粉调味。③把炒好的菇丝、葱丝放于锅边,再将鸡蛋炒熟,然后拌匀即成。

食用方法:随餐食用。

3 芙蓉菇子

精选材料:平菇 100 克,蛋清 3 只,色蛋花 5 克,水发木耳 10 片,鲜汤 500 克,精盐适量,植物油、水淀粉、味精、鲜姜、葱白、香油各少许。

制作步骤:①将平菇用盐水漂洗干净、葱、姜剁成细末装碗,加入开水浸泡后成葱、姜汁。取大汤盘加蛋清 3 个,用 150 克鲜汤调匀,加入精盐、味精调好口,上笼蒸约 15 分钟取出待用。②炒勺上火,加鲜汤 100 克,放葱姜水、精盐、味精找好咸鲜口,放入平菇和木耳,烧开后取出,沥去汤汁,将平菇摆在蒸好的芙蓉底(蛋清)上呈花瓣状,然后码木耳片,中心码色蛋花配成花心。③速将炒勺刷净,加鲜汤、精盐、味精,开后用水淀粉勾薄芡,加植物油和香油推匀,

浇在码好的平菇上即可。

食用方法:随餐食用。

4 平菇清炒核桃仁

精选材料:鲜平菇 250 克,核桃仁 150 克,植物油 50 克,鲜汤 100 克,葱丝、姜丝、味精、料酒、精盐、淀粉各适量。

制作步骤:①鲜平菇洗净,撕成小片,在开水中焯熟后沥干水分;核桃仁用开水浸泡,剥去外皮,也用开水焯一下捞出。②炒锅上火,加入植物油,待油六成热时,放入葱丝、姜丝炸一下,出香味后捞去葱丝、姜丝,加入鲜汤、平菇片、核桃仁,再分别加入味精、料酒、精盐。③用勺煸炒,将锅翻动,透出鲜味时用水淀粉勾芡,盛入盘中即可。

食用方法:随餐食用。

5 菇子煮鲫鱼

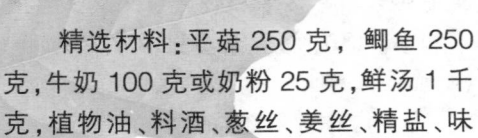

精选材料:平菇 250 克,鲫鱼 250 克,牛奶 100 克或奶粉 25 克,鲜汤 1 千克,植物油、料酒、葱丝、姜丝、精盐、味精、香油各少许。

制作步骤:①将鲫鱼洗净,刮去鳞片,除去鱼鳃,开膛取出内脏,用清水反复漂洗干净;平菇洗净,撕成小片。②炒锅置旺火上,加入植物油烧热,用葱丝、姜丝炸锅,然后捞出葱丝、姜丝,随即加入鲜汤、牛奶、鲫鱼、平菇、料酒,开锅后用文火炖半小时,最后加精盐、味精调

剂口味,淋香油即成。

食用方法:随餐食用,用量自愿。

【健康红绿灯】

1. 平菇与牡蛎等海生软体动物不能同食。

2. 猪精肉、平菇炖熟食用,具有改善人体新陈代谢、增强体质、防癌之功效。

3. 平菇、海参同食,有补肾益精、防燥抗癌之功效,适用于各种类型的宫颈癌。

温馨小提示:平菇的挑选

一般来说,优质平菇色泽灰白,直径3~12厘米,不带菇柄,个别带柄者不超过1厘米。组织细嫩,形态完整,菇伞边沿无严重的皱缩和裂纹,无泥沙或其他杂质,无病虫害,无萎缩变质,无异味,菌柄较长的平菇口感香脆。

粗粮健康又美容

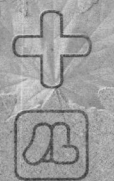

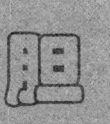

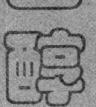

十八 胆固醇高

"白骨精"一词广为流传,即白领、骨干、精英的简称。在很多人心目中,都向往"白骨精"朝九晚五的生活。可看似光彩照人的外表背后,却有着鲜为人知的一面。有一个IT精英曾这样抱怨过,摆着满桌的美味佳肴,我连筷子都不敢碰,鸡蛋不能多吃,动物内脏不能多吃,海鲜不能多吃,每次吃饭都感觉是在受罪,因为体内胆固醇居高不下呀!

许多人都以为,高血脂、冠心病、脑中风等疾病是中老年人的"专利",忽略了年轻人同样具有危险因素,同样应该注意自己的胆固醇水平。胆固醇可是一个沉默的杀手,一不留神,说不定它哪天就会降临到你身边,而且还会让你的心脏受伤哦。

所以,即使你工作再忙,也要找个时间去检查血脂、血压,"防患于未然"。另外,还要多吃些粗粮,玉米、大麦、燕麦、荞麦、菌类等都有助于降低胆固醇。

健康DIY——粗粮细吃

(一) 大麦营养餐

推荐理由:大麦中含有一种化合物,具有抑制肝脏产生"坏胆固醇"的能力,而"坏胆固醇"能够损害血管并导致心脏病和中风的发生。有报告称只要每天吃3次大麦制品,连续6周,血胆固醇可以下降15%。

1 大麦黄豆煎饼

精选材料:大麦仁500克,黄豆200克。

制作步骤:把大麦仁、黄豆分别去杂,磨成稀糊后混匀。煎锅烧热,拿勺盛稀糊入锅,摊成薄饼即可。

食用方法:当点心食用,用量自愿。

2 大麦羊肉汤

精选材料:羊肉(肥瘦)100克,大麦50克,草果10克,盐2克。

制作步骤:先将羊肉、草果熬汤,过滤后用汤煮大麦,加盐少许,亦可在滤汁后与肉同煮食。

食用方法:随餐食用。

3 大麦薏仁茯苓粥

精选材料:大麦100克,薏米100克,土茯苓80克,冰糖30克。

制作步骤:①将大麦、薏米分别洗净,用冷水浸泡2~3时,捞出沥水。②将土茯苓洗净,放入砂锅中,加入冷水1000毫升,用旺火烧沸,然后改用小火煎煮1小时,去渣取汁。③将大麦、薏米放入煮土茯苓的砂锅中,先用旺火烧

开,然后改小火煮至粥稠,加适量冰糖熬化即可

食用方法:当点心食用,用量自愿。

 ### 大麦糯米粥

精选材料:大麦仁 270 克,糯米、红糖各 30 克。

制作步骤:把大麦仁淘洗净,拿水泡 2 小时。锅上火、加水,放大麦仁,用大火煮开花,放糯米,水沸后,用小火熬到米烂粥稠,撒上红糖即可。

食用方法:每天早、晚分食,或当点心食用,用量自愿。

 ### 大麦粥

精选材料:大麦米 50 克,红糖适量。

制作步骤:将大麦米浸泡打碎,煮粥加红糖适量。

食用方法:每日 2 次服食,或当点心食用,用量自愿。

 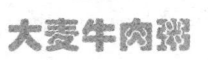 ### 大麦牛肉粥

精选材料:大麦仁 150 克,熟牛肉 100 克,面粉 100 克,胡椒粉、辣椒丝、葱花、生姜丝、麻油、牛肉汤、精盐、味精、醋皆适量。

制作步骤:①把牛肉切成小块;大麦仁去杂,洗净;面粉加水调成稀糊。②锅中下牛肉汤和水,放大麦仁煮开花,把面粉糊入锅,烧沸成麦仁面糊。③另一锅中放熟牛肉、精盐、醋,放入麦仁面糊,加入味精、胡椒粉、辣椒丝、葱花、生姜丝、麻油,烧沸即可。

食用方法:每天早、晚分食,或当点心食用,用量自愿。

【健康红绿灯】

体热的人多喝大麦汤容易上火。

(二) 玉米营养餐

推荐理由:玉米是粗粮中的保健佳品,多食玉米对人体的健康颇为有利。玉米含丰富的钙、磷、镁、铁、硒及 A、B 与 E 族维生素、胡萝卜素等,还富含纤维素。常食玉米油,可降低血胆固醇并软化血管。

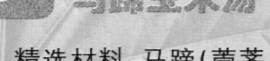 ### 马蹄玉米汤

精选材料:马蹄(荸荠)5 个,玉米一条,胡萝卜半根,排骨 50 克。

制作步骤:①汤煲放上 5 碗清水,将排骨洗净,玉米截成 4 段放入。②大火烧开,撇去汤上浮沫,加入马蹄和胡萝卜,小火煮 40 分钟。③关火依个人口味加入盐和鸡精即成。

食用方法:随餐食用。

2　鸡蛋玉米羹

精选材料:罐头玉米 160 克,鸡蛋 2 个,罐头蘑菇 40 克,淀粉 5 克,牛奶 100 克,净冬菇、料酒各 25 克,鲜豌豆粒 20 克,精盐、葱、姜各适量。

制作步骤:①鲜豌豆放入热碱水中泡一下,捞入凉水中泡凉。②炒锅烧热,加油用葱、姜、料酒煸锅。③倒入豌豆、蘑菇、冬笋,稍烩后,加水;倒入玉米、鸡蛋、牛奶和盐,开锅后加入淀粉勾芡即可。

食用方法:随餐食用。

3　五彩豆丁

精选材料:瘦肉 200 克,青豆粒 100 克,玉米粒 100 克,胡萝卜、干香菇、葱、生抽王、盐、料酒、鸡粉、生粉、油各适量。

制作步骤:①瘦肉洗净切丁,加入 1/3 汤匙生抽王、1/5 汤匙盐、1/2 汤匙料酒、1/3 汤匙鸡粉和 1 汤匙生粉抓匀,腌制 15 分钟。②干香菇用清水泡发,去蒂切成丁;胡萝卜去皮切成丁;将 1/2 汤匙生粉和 3 汤匙清水调匀成生粉水。③烧热 2 汤匙油,倒入瘦肉丁大火划炒至肉色变白,盛起待用。④续添 1 汤匙油烧热,炒香葱末和香菇丁,倒入青豆、玉米粒、胡萝卜和 3 汤匙清水拌炒 2 分钟;倒入瘦肉丁,与锅内食材一同拌炒均

匀。⑤加入 1/4 汤匙盐、1/2 汤匙料酒和 1/3 汤匙鸡粉炒匀入味,淋入生粉水勾芡,即可上碟。

食用方法:随餐食用,用量自愿。

4　玉米烩虾仁

精选材料:虾仁 300 克,鲜玉米 200 克,豌豆 100 克,番茄 50 克,盐、味精、胡椒、淀粉各适量。

制作步骤:①将虾仁用盐、淀粉码芡待用;番茄切粒。②锅置火上,下油烧至四成热,下虾仁至散开时捞起;锅中留余油,下鲜玉米、青豌豆略炒几下。③烹入鲜汤,下调味品,再下虾仁、番茄颗,用水淀粉勾好芡起锅即成。

食用方法:随餐食用,用量自愿。

5　花生玉米豆腐

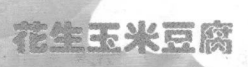

精选材料:豆腐 200 克,玉米 20 克,花生仁 20 克,香菜、植物油、姜、盐、味精、香油各适量。

制作步骤:①豆腐洗净切成小块;姜、香菜洗净切成末备用。②把豆腐块、玉米粒用开水煮透,倒出备用;花生仁用开水煮透,捞起沥干,放入油锅中炸熟,捞出去掉外皮。③把姜末、豆腐块、玉米粒、花生米、盐、味精、香油在碗中拌匀,撒上香菜末,入碟即可。

食用方法:随餐食用,用量自愿。

鸡汁玉米虾丸

精选材料:鲜玉米 500 克，虾仁 200 克，火腿 25 克，肥膘肉 50 克，鸡蛋清 50 克，荸荠 70 克，小白菜 500 克，料酒、盐、味精、胡椒粉、白砂糖、淀粉(豌豆)各适量。

制作步骤:①葱和姜捣碎，用料酒和少许水取汁;熟瘦火腿切成米;荸荠削皮洗净剁成米;小白菜摘去边叶留嫩苞洗净;将鲜嫩玉米下入开水锅内煮熟捞出，用小刀掰下玉米籽待用。②虾仁洗净，沥干水分，和肥膘片一起用刀背和刀刃捶剁成细茸，放入葱姜酒汁、鸡蛋清、荸荠米、胡椒粉、白糖和适量的盐、味精、湿淀粉搅拌成虾茸料。③将玉米籽和火腿米拌匀，撒在净白布上，再将虾茸料挤成 3 厘米大的丸子，滚粘上玉米籽、火腿米，放在抹油的盘内。④食用前将玉米虾丸上笼蒸熟，取出装入盘中，同时将白菜苞下入油锅加盐炒入味，拼在虾丸的周围;锅内放入鸡汤 200 毫升、盐、味精，用湿淀粉调稀勾流芡汁，浇盖在玉米虾丸上，淋鸡油即成。

食用方法:随餐食用，用量自愿。

【健康红绿灯】

1. 玉米受潮霉坏变质产生黄曲霉素，有致癌作用，应当禁止食用。患有干燥综合征、糖尿病、更年期综合征者属阴虚火旺之人，忌食爆玉米花。

2. 玉米适宜脾胃气虚、气血不足、营养不良之人食用;适宜动脉硬化、高血压、高脂血症、冠心病等心血管疾病之人食用。

温馨小提示:大麦的挑选

在买大麦时，要注意挑选颗粒饱满，表面是淡黄色并且有光泽，两头尖而中间鼓的规则形状的大麦粒，这样的大麦新鲜、成熟、营养含量高。

霉变的大麦对身体无益有害，里面往往含有黄曲霉毒素。要选择新鲜、饱满、无霉变、无虫蛀的颗粒是很简单的，您在购买的时候用手扒拉扒拉就能看出来啦。

无论之前是否选择了优良的大麦，在买回家后都适合放在干燥有阳光的地方，将它晾晒。如果有条件的话，最好拿出去暴晒。这样处理过的大麦会更容易保存，食用起来也更加美味营养。

粗粮健康又美容

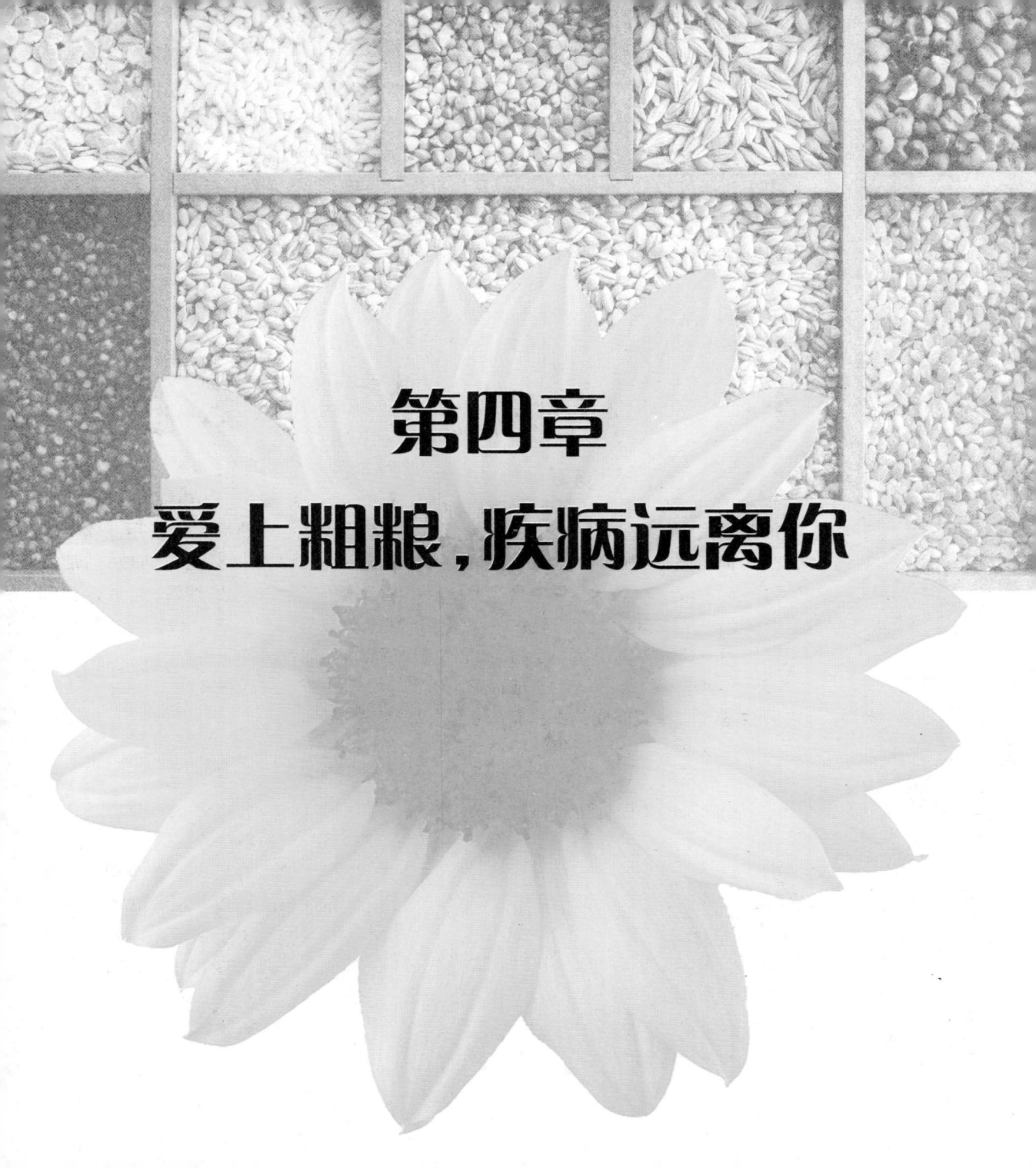

第四章

爱上粗粮，疾病远离你

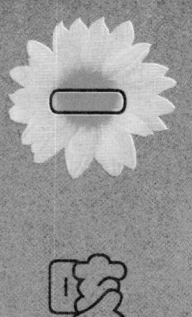
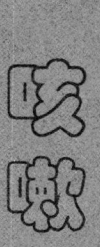

咳嗽

咳嗽是最为常见的外感疾病的症状之一,在许多呼吸系统疾病中都可看到,如流感、支气管炎、肺炎、哮喘等。尤其秋冬季节,发病率相对较高。

中医认为"形寒饮冷则伤肺",就是说身体一旦受了寒,进食寒凉的食品,都会伤到娇嫩的肺脏,而肺脏一旦不"舒服",就会出现咳嗽的症状。如果此时饮食再不加以注意,吃得过凉或吃得过于油腻,都会使症状加重。

在咳嗽期间饮食要清淡。长期咳嗽不愈的患者,可通过食疗使病情得以缓解。如用梨加冰糖煮水饮用,它的效果是润肺止咳;也可用鲜百合煮粥,这对咳嗽日久的患者效果甚好。对于痰多的患者,可多食黄豆、扁豆等。

健康DIY——粗粮细吃

(一) 黄豆营养餐

推荐理由:黄豆有"豆中之王"的美称,被人们叫做"植物肉"、"绿色的乳牛",营养价值最丰富。干黄豆中含高品质的蛋白质约40%,为其他粮食之冠。黄豆加工后的各种豆制品,不但蛋白质含量高,还含有多种人体不能合成而又必需的氨基酸。各营养成分中豆腐的蛋白质消化率高达95%,为理想的补益食疗之品。黄豆有健脾宽中,润燥消水,清肺止咳、化痰,治疳积瘦弱、肺热咳嗽等功效。

1 雪菜炒黄豆

精选材料:毛豆仁 250 克,雪菜130 克,肉丝 100 克,白糖 10 克,料酒10 克,鸡精 2 克,淀粉少许。

制作步骤:①雪菜洗净切成末备用。②肉丝加料酒、淀粉搅拌均匀后静置约 15 分钟备用。③热锅入油,油温后下肉丝划炒,炒熟后盛出备用。④另起锅放油,油温后下毛豆仁煸炒,然后下雪菜炒几下,加入少许清水,调入糖和鸡精,大火煮 2 分钟。⑤把肉丝重新倒回锅里,炒匀即可。

食用方法:随餐食用。

2 萝卜干炒黄豆

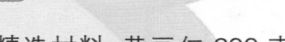

精选材料:黄豆仁 200 克,萧山萝卜干 200 克,白糖半茶匙。

制作步骤:①萝卜干洗净切成丁备用。②热锅入油,油温后下黄豆仁煸炒 1分钟,然后下萝卜干煸炒。③加入少许清水,调入白糖,中火煮 2 分钟,出锅装盘即可。

食用方法:随餐食用。

3 黄豆花生猪手汤

精选材料:猪蹄2只,姜2大片,大葱段少许,黄豆、花生、薏米、枸杞各适量,蜜枣2颗。

制作步骤:①猪蹄飞水,即在开水中过一下去血水,洗干净。②锅里放水,放猪蹄,放上述所有配料,盖盖开火。③炖两个小时,开盖后加盐。

食用方法:随餐食用。

4 黄豆杂拌

精选材料:黄豆100克,豆腐干80克,黄瓜80克,粉丝80克,酱油10克,醋5克,葱5克,香油2克,精盐2克,味精0.5克。

制作步骤:①将黄豆用水煮熟,豆腐干切成条,黄瓜洗净,切成小块,粉丝煮软切成寸段长。②将葱洗净,切成末。③将黄豆、豆腐干、黄瓜、粉丝放入大碗中,加入酱油、精盐、醋、葱末、香油、味精,拌匀即可。

食用方法:随餐食用。

5 盐水黄豆

精选材料:黄豆500克,精盐50克,白糖50克,甘草末15克,橘饼25克。

制作步骤:①把洗净的黄豆倒入锅里,加水没过黄豆0.5~1厘米,放点盐,盖好盖,用旺火煮约15分钟,移小火焖煮至熟离火。②待豆温热时,放入糖、橘饼、甘草末,用锅铲不断地搅和,至卤汁收尽即成盐水黄豆。

食用方法:适量食用。

【健康红绿灯】

男性在生长发育阶段,摄入雌性激素量的多少,会直接影响到未来精子的质量和生育能力,所以,男性最好不要吃太多的黄豆。

(二) 扁豆营养餐

推荐理由:扁豆的营养成分非常丰富,包括蛋白质、脂肪、糖类、铁、钙、磷及膳食纤维、维生素 B_1、维生素 B_2、维生素C和氰甙、酪氨酸酶等,扁豆中的B族维生素含量尤为丰富。具有健脾益气、养阴清肺、化痰止咳的功效。

1 酱拌扁豆

精选材料:扁豆500克,芝麻酱50克,白砂糖5克,味精3克,盐5克。

制作步骤:①扁豆去筋,洗净,切两段。②锅上火加水烧开,把扁豆下锅焯熟,捞出投凉,沥净水分,加精盐腌一会儿,盛入盘内。③小碗内放芝麻酱,加适量凉开水、精盐、白糖搅匀浇在扁豆上,撒味精拌匀即可。

食用方法:适量食用。

2 干煸香菇扁豆

精选材料:扁豆,猪肉末,香菇,榨菜,盐,鸡精,香油,干辣椒,辣豆豉,葱、姜、蒜各适量。

制作步骤:①将香菇切条,扁豆洗净切段,榨菜切粒,葱、姜、蒜切成末备用。②坐锅点火倒入油,下扁豆煸炒至干取出。③锅中留余油,放入干辣椒、葱、姜、蒜、豆豉煸炒片刻,再放入榨菜、香菇,加少许水,放入扁豆翻炒,加鸡精、盐调味,淋香油出锅即可。

食用方法:适量食用。

3 淮山扁豆粥

精选材料:淮山药80克,扁豆80克,米150克。

制作步骤:①淮山药与扁豆加水浸泡2小时(水需盖过食材表面5厘米)。②将米煮成稀饭。③将淮山药、扁豆以大火煮沸,然后改小火,煮到水与食材表面等高。④去掉淮山药、扁豆,只取其汁液,将汁液加入稀饭中拌匀即可。

食用方法:早晚服用或作点心服食。

4 干煸扁豆

精选材料:肉末150克,扁豆400克,干辣椒4个,老抽1大勺,榨菜末、花椒、蒜粒、盐、味精各适量。

制作步骤:①扁豆两头撕去老筋,掰成两节,洗净,控干。②烧热250克油,放入扁豆,炸到扁豆表皮起皱时,用笊篱捞出控净油。③另取锅烧热,用1大勺油爆香干辣椒、花椒、榨菜、蒜粒,倒入老抽酱油、扁豆翻炒,扁豆熟透时关火,放盐和味精,炒匀即可。

食用方法:用量自愿。

5 椒油扁豆

精选材料:扁豆250克,花生米100克,胡萝卜1/2根,菜花200克,花椒、酱油、白醋、糖、盐、油、香油各适量。

制作步骤:①扁豆去筋切小段,胡萝卜切菱形厚片,菜花撕成小朵,均入滚水中汆烫5分钟后捞出盛盘;花生米煮15分钟后捞出沥干,剥去外衣也放入盘中。②烧热油,放入花椒以小火炸香,倒入调味料酱油、白醋、糖、盐,待滚即熄火,挑去花椒粒后倒入装扁豆的盘中,拌和均匀放置1小时后即可食用。

食用方法:用量自愿。

6 扁豆小米粥

精选材料:小米100克,扁豆30克,党参10克,冰糖15克。

制作步骤:①党参洗净,切成片;扁豆洗净,与党参片一同放入锅中,加入适量冷水煎煮约半小时。②取出汁液,再加入冷水煎煮 10 分钟,再取出汁液;两次的汁液放在一起,放入锅中烧沸。③小米洗净后略浸泡,放入烧沸的汁液中,用小火慢煮成粥。④粥内加入冰糖煮溶,再稍焖片刻即可盛起食用。

食用方法:早晚服用或作点心

服食。

【健康红绿灯】

扁豆和芸豆一样,都要煮熟焖透,否则就可能引起中毒。

温馨小提示:大豆挑选法

大豆的营养是非常丰富的,但要做大豆菜,首先要学会挑选大豆,大豆可从四个方面来挑选:

 **看色泽**

具有该品种固有的色泽,如黄豆为黄色,黑豆为黑色等,鲜艳有光泽的是好大豆;若色泽暗淡,无光泽为劣质大豆。

 看湿度

牙咬豆粒,发音清脆成碎粒,说明大豆干燥,若发音不清脆则说明大豆潮湿。

 **看质地**

颗粒饱满且整齐均匀,无破瓣,无缺损,无虫害,无霉变,无挂丝的为好大豆;颗粒瘦瘪,不完整,大小不一,有破瓣,有虫蛀,霉变的为劣质大豆。

 **闻香味**

优质大豆具有正常的香气和口味,有酸味或霉味者质量次。

粗粮健康又美容

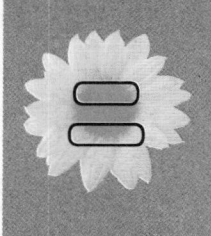

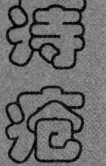

痔
疮

俗话说"十人九痔",可见痔疮的发病率之高,尤其是长期久坐的白领一族,更是痔疮的高发人群。这种恼人的疾病,让很多白领心情很糟糕。早晨一坐在椅子上,心病就来了,肛门处隐隐作痛,更为尴尬的是,走起路来"那儿"像是夹了个东西,特别扭。这种痛说又说不出,真烦恼!

随着人们生活水平的提高及饮食结构的变化,摄入的食物越来越精细;加之现代都市一般都以静态工作为主,长期处于久坐、久立等固定体位,都会影响血液循环,使得痔疮的发病率逐年上升。另外,习惯性便秘也是引发痔疮的重要原因之一。

防治痔疮,首先要预防便秘。宜多吃豆类、燕麦和煮过的绿色蔬菜以及各类粗粮,它们均能够促进肠道蠕动和血液循环;忌食油炸、辛辣等刺激食品及烟酒。下面的食疗方法,对治疗痔疮有一定作用。

健康DIY——粗粮细吃

(一)　土豆营养餐

推荐理由:土豆含有大量膳食纤维,能宽肠通便,帮助机体及时排泄代谢毒素,防止便秘,预防痔疮的发生。

1 土豆浓汤

精选材料:土豆1个,茎块状的蔬菜(胡萝卜、香芋等)150克,切成细丝的洋芫荽(或葱、香芹),蔬菜高汤粉、法式鲜乳酪各适量。

制作步骤:①土豆和其他茎块状蔬菜切成小丁;锅中放入1杯半水及1茶匙蔬菜高汤粉,将切好的材料放入锅中煮至熟烂。②加入1汤匙法式鲜乳酪然后用捣泥棒或打蛋器拌匀呈浓稠状,用调味料及香菜加以调味。③将浓汤倒入汤碗中,撒上之前准备好的蔬菜丝及剁碎的洋芫荽即可。

食用方法:用量自愿。

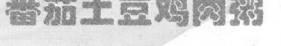

2 番茄土豆鸡肉粥

精选材料:香米,鸡脯肉,番茄,土豆,植物油,精盐、葱、姜、味精少许。

制作步骤:①香米洗净后用冷水泡2小时,鸡脯肉剁成末,土豆洗净煮熟后去皮切成小丁,番茄去皮去蒂切成小丁。②炒锅加热后放入植物油,葱姜放入锅内,煸香后捞出,放入鸡肉末,熟后推向锅的一侧;放入番茄丁煸炒至熟后将两者混合在一起。③香米入锅,旺火烧开后改文火熬成粥,再加入煸好的鸡肉末、番茄丁、土豆丁继续用文火熬8分钟,加少许味精和盐,继续用小火煨至粥香外溢即可。

食用方法:早晚服用或作点心服食。

3 火腿土豆泥

精选材料:土豆 100 克，熟瘦火腿 10 克,黄油 2 克。

制作步骤:①土豆去皮洗净，切成小块放入锅内，加入适量的水煮烂,用汤匙捣成泥状。②将火腿去皮，去肥肉,切碎。把土豆泥盛入小盘内，加入火腿末和黄油，搅拌均匀。③火腿要切成极细的碎末，方可食用。

食用方法:随餐食用,用量自愿。

4 土豆丝摊鸡蛋

精选材料:鸡蛋,土豆,精盐,味精,胡椒粉。

制作步骤:①将土豆去皮切成细丝,用水洗一下后放入大碗中，打入两三个鸡蛋，用筷子将鸡蛋和土豆丝打匀。②将平底锅烧热放油，把搅好的蛋糊平摊在锅内，两面煎黄，土豆丝熟透后出锅装盘，薄薄地撒上精盐、味精、胡椒粉。

食用方法:随餐食用,用量自愿。

5 葱炒土豆丝

精选材料:土豆 1 个,瘦肉 110 克,盐 1 茶匙、葱、酒、酱油、淀粉、胡椒粉各适量。

制作步骤:①土豆去皮、切丝,用清水洗净淀粉质，再用盐水漂过，沥干。②

瘦肉切丝，拌入酒、酱油和淀粉略腌,先用 4 大匙油炒散后盛出;葱切末。③用 2 大匙油炒土豆丝，并加盐、胡椒粉和 4 匙清水略焖后，倒入肉丝同炒，最后撒入葱花,拌匀即可盛出。

食用方法:随餐食用,用量自愿。

6 酸辣土豆丝

精选材料:土豆,小辣椒,花椒,蒜瓣,白醋,盐。

制作步骤:①土豆去皮切丝，过冷水去淀粉;青红椒切丝;蒜瓣切粒②开火、坐炒锅、添油，油温热时，把花椒粒放进去，炸出香味，捞出花椒。③油再热时，把辣椒丝和蒜粒放入爆出香味。④放土豆丝,掂锅翻炒几下,再放白醋和盐,动作要快，再翻炒几下，使盐味更匀,菜熟装盘即成。

食用方法:随餐食用,用量自愿。

【健康红绿灯】

1. 土豆含有的生物碱有毒物质，多集中在皮里。人体摄入大量生物碱，会引起中毒、恶心、腹泻等反应。

2. 最好不要食用发芽的土豆。土豆发芽后，芽孔周围就会含有大量的有毒龙葵素，这是一种神经毒素，可抑制呼吸中枢。

(二) 黄花菜营养餐
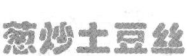
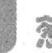

推荐理由：黄花菜有利尿清热、宽

痔疮

胸膈的功效。黄花菜对痔疮出血、痔疮疼痛有较好的疗效。《本草纲目》说它能"消食,利湿热"。

 藕拌黄花菜

精选材料:鲜藕 100 克,黄花菜80 克,细盐、味精、葱花、鲜汤、湿淀粉各适量。

制作步骤:①将鲜藕洗净,去老皮,切片,放开水锅中略煮一下捞出待用。②黄花菜用冷水泡,去杂洗净,挤去水分。③锅中放生油烧热,放入葱花煸香,放入黄花菜煸炒,再加入鲜汤、细盐、味精,炒至黄花菜熟,用湿淀粉勾芡,出锅装盘。④将藕片与黄花菜略拌,重新装盘即可。

食用方法:随餐食用。

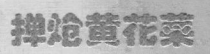 **掸炝黄花菜**

精选材料:黄花菜 400 克,冬笋 10克,木耳 10 克,酱油 15 克,香油 20 克,白砂糖 10 克,盐 2 克,香醋 15 克,味精2 克,料酒 15 克,小葱、姜、花椒、辣椒油各 5 克。

制作步骤:①黄花菜掐柄,抽心,用开水氽一次捞出晾凉,用盐腌一下,少挤出些水分,放在碗里备用。②冬笋削皮,洗净,切丝;水发木耳去蒂,洗净,切丝;葱、姜、辣椒均切丝。③锅内下入香油,烧热,投入花椒炸出香味,捞出不

用,再把其他配料、调料放入锅内炒熟。④炒熟的调料倒在黄花菜碗里拌匀,晾凉后即可食用。

食用方法:随餐食用。

 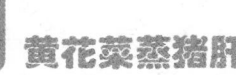 **黄花菜蒸猪肝**

精选材料:猪肝 250 克,水发黄花菜、水发木耳各适量,葱、姜、酱油、精盐、味精、胡椒粉、白糖、熟花生油、淀粉、高汤各适量。

制作步骤:①将猪肝洗净,用刀切成片;黄花菜洗净切段;葱切成丝;姜切成片;木耳洗净。②将酱油、熟花生油、精盐、料酒、胡椒粉、和、白糖、味精、淀粉放入碗中对成芡汁,将猪肝片放入汁中。③把黄花菜段、木耳拌匀,铺放在盘内,上面放入猪肝片、葱、姜,入笼屉蒸至断生(蒸过火,质地会老)。食用时拌匀即可。

鲜黄花鸡丝汤

精选材料:黄花菜 150 克,鸡胸脯肉 200 克,鸡蛋清 30 克,黄豆粉 20 克,味精 2 克,盐 5 克,鸡油 10 克。

制作步骤:①鸡脯肉洗净切丝;鲜黄花去蒂洗净,用沸水焯烫一下,备用。②锅置旺火上,倒入鲜汤烧开,将鸡丝拌匀蛋清豆粉下锅,至发白时下入黄花菜、胡椒、味精、盐起锅,淋入鸡油即成。

食用方法:随餐食用。

1. 新鲜黄花菜中含有秋水仙碱,可造成胃肠道中毒症状,所以不能生食,须要加工晒干。

2. 黄花菜是近于湿热的食物,胃肠不和的人,以少吃为好。平素痰多,尤其是哮喘病者是不宜食用的。

(三) 小麦营养餐

推荐理由:小麦味甘、性平、微寒,有健脾益肾、养心安神的功效。心烦失眠者可用小麦与大米、大枣一起煮粥服食。此外,麦麸含高膳食纤维,对高脂蛋白血症、糖尿病、动脉粥样硬化、痔疮、老年性便秘、结肠癌都有防治作用。

 **什锦素包**

精选材料:鸡蛋 2 个,水发黑木耳 20 克,细粉丝 50 克,茭白 50 克,笋尖 15 克,面粉 250 克,面肥 50 克,水发海米 25 克,香菇 15 克,油菜心 30 克,黄花菜 10 克,味精、葱花、生姜末、食碱、麻油、精盐、胡椒粉皆适量。

制作步骤:①把面粉加面肥、水和成面团,揪成 20 个面剂,擀成圆皮;把水发海米、笋尖、水发黑木耳、香菇、黄花菜、茭白、油菜心切成米粒状。②鸡蛋下油锅炒熟后剁成末。细粉丝用热水泡发,剁碎;把各种配料放入盆中,放入麻油、精盐、胡椒粉、味精、葱花、生姜末拌成馅。③将馅包入面皮中,包成菊花形有褶的包子,蒸熟即可。

食用方法:主食,用量自愿。

 **麸肉汤圆**

精选材料:粟米粉 100 克。糯米粉 100 克,猪瘦肉 150 克,小麦麸 100 克。

制作步骤:①把小麦麸炒黄,与剁成泥的猪瘦肉末拌匀,放入葱花、姜末、料酒、麻油、精盐、味精、拌成馅,装碗。②把粟米粉、糯米粉拌匀,加水揉成软面,分成 20 剂,与肉馅包成汤圆,煮熟。

食用方法:主食,用量自愿。

1. 因心血不足的失眠多梦、心悸不安、多呵欠、喜悲伤、欲哭,患有脚气病、末梢神经炎者宜食小麦。

2. 患有糖尿病者,适当忌食小麦。

粗粮健康又美容

三 贫 血

一般人看来,贫血是营养不良的人得的病。可是现在人民生活水平提高了,为什么还会有人患上贫血呢? 尤其是一些收入丰厚的都市人也会贫血,更是让人无法理解。

都市上班族虽然常常外食以温饱,但却在营养上摄取不够均衡,从而导致贫血。对于女性来说,还会受生理期的影响。因为每个月生理期的关系,血量耗损得多,再加上食量较少,因此,女人比男人更易贫血。

事实上贫血是可以从饮食上得到改善的。你转念想一想,如果贫血会伴随你一生,那么,为何不用一生的时间来改善你的营养问题呢? 这可是又经济又实用的方法呦。荞麦、红薯、大豆、蘑菇和黑木耳等粗粮,可都是治疗贫血的佳品呀!

健康DIY——粗粮细吃

(一)　小米营养餐

推荐理由:小米中含人体必需的8种氨基酸,含量丰富而且比例协调。一般粮食中不含有胡萝卜素,而小米每100克含胡萝卜素达0.12毫克,其维生素 B_1 的含量位居所有粮食之首,为产妇及老人贫血的滋补佳品。

1 锅巴粥

精选材料:粳米 100 克,锅巴(小米)200 克,山楂 50 克,白砂糖 10 克。

制作步骤:①将锅巴掰碎; 将山楂切片晒干,再将山楂片洗净。②粳米淘洗干净,用冷水浸泡半小时,捞出,沥干水分。③锅中放入冷水、山楂片、粳米,先用旺火煮开,然后改用小火熬煮,至粥将成时,加入锅巴,再略煮片刻,以白糖调味,即可盛起食用。

食用方法:早晚服用或作点心服食。

2 米崩鸡翅

精选材料:鸡翅 500 克,小米 100克,大葱 10 克,姜 5 克,大蒜 5 克,盐 2克,赤砂糖 50 克。

制作步骤:①将鸡翅洗净, 在鸡翅上划几刀,以便于更好地入味。②鸡翅用五香粉、盐、料酒、味精抓匀,腌制待用;将葱、姜、蒜切末和盐均匀地撒在腌好的鸡翅上,使鸡翅充分入味,翻动 10分钟。③在蒸锅中将鸡翅蒸熟,先大火煮开锅,然后中火蒸 10 分钟即可;将小米、红糖放入炒菜锅中,最好是铁菜锅。(注意! 一定要把小米放在下面,红糖放在上面。不能颠倒顺序)。④在锅底先铺上一层小米,小米上再铺一层红糖,之后把准备好的托架连同鸡翅一起坐在红糖上面,这样就可以点火开崩。⑤当锅温度高时,会将小米崩上来,将红糖蹦到鸡翅上；当听到锅内噼噼啪啪声后计时 10 分钟，关火。小米会把红糖均匀的崩到鸡翅上，出锅后的鸡翅色泽红润，鲜嫩滑口。

食用方法：早晚服用或作点心服食。

 **蟹香疙瘩汤**

精选材料：海蟹，面粉，小米饭，鸡蛋，胡萝卜末，海带末，香菇末，火腿末，香菜，姜，盐，鸡精、胡椒粉各适量。

制作步骤：①将海蟹壳打开，废物去掉，留下可以食用的部分切成块；取一小盆，将小米饭和面粉搅拌均匀制成疙瘩。②坐锅点火倒入油，下姜末煸炒，放入蟹块翻炒，加入适量清水，放入香菇末、火腿末；待汤烧开后加入鸡精、盐、胡椒粉调味，再放入胡萝卜末、海裙带菜和疙瘩。③煮至疙瘩熟后，打入鸡蛋絮，出锅撒上香菜即可。

食用方法：随餐食用，用量自愿。

 辣子锅巴脆皮鱼丁

精选材料：净青鱼肉 200 克，小米锅巴 100 克，脆浆糊 80 克，干红椒 20 克，花椒 5 克，野山椒 15 克，香葱 20 克，生姜 15 克，大蒜、精盐、料酒、白糖、胡椒粉、鸡精、芝麻、香油各适量，花生油 1000 克(约耗 120 克)。

制作步骤：①净青鱼肉切成丁，加精盐、料酒、葱段、姜片、胡椒粉码味；干红椒切节；野山椒切细；剩余葱姜蒜均切末；芝麻炒熟备用。②净锅入油上火烧至五成热，将鱼丁拖匀脆浆糊下油锅炸并复炸呈淡黄色且外皮酥脆时捞出，再将小米锅巴下油锅炸至酥脆捞出。③烧热油锅，放入干红椒节、野山椒、花椒及姜蒜末炒香出色，倒入鱼丁及锅巴，烹料酒，调以精盐、白糖、鸡精，淋香油，再撒入葱花及熟芝麻炒匀装盘。

食用方法：随餐食用，用量自愿。

【健康红绿灯】

小米是老人、病人、产妇宜用的滋补品，但气滞者忌用。

（二） 黑米营养餐

推荐理由：黑米具有清除自由基、改善缺铁性贫血、抗应激反应以及免疫调节等多种生理功能。黑米外表墨黑，有"黑珍珠"和"世界米中之王"的美誉。

 贡米酿藕

精选材料：黑米 100 克，鲜藕 1000 克，白糖 30 克。

制作步骤：①将藕洗净去皮，一头切开。②黑米洗净，用清水泡 12 小时，沥干水分；把泡洗好的黑米塞在藕孔里，越实越好，上笼蒸约 40 分钟取出。③晾凉后切成斜刀厚片，摆在盘里，撒上白糖即成。

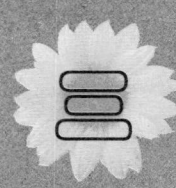

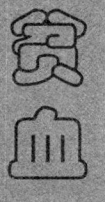

三

贫

血

食用方法:随餐食用。

 **黑米桂花粥**

精选材料:黑米 100 克, 红豆 50 克,莲子 30 克,花生 30 克,桂花 20 克,冰糖适量。

制作步骤:①黑米洗净, 浸泡 6 小时;红豆洗净,浸泡 1 小时。②莲子洗净,花生洗净、沥干备用。③锅置火上,将黑米、红豆、莲子放入锅中, 加水 1000 克,大火煮沸后换小火煮 1 小时;加入花生, 继续煮 30 分钟。④加入桂花、冰糖拌匀,煮 3 分钟即可。

食用方法:当点心食用,用量自愿。

 **黑米鱼**

精选材料:草鱼 500 克,黑米 500 克,香油 10 克,盐 5 克,白酒 5 克,胡椒粉 5 克,姜 3 克,大蒜 5 克,辣椒粉 5 克。

制作步骤:①将草鱼尾部剁一刀,放入清水中放净血,捞出宰杀;去鳞、内脏及鳃洗净,擦干水,切成带骨的厚片。②姜、蒜切末;黑米洗净控水,下入锅内炒熟磨成黑米粉。③将鱼片加入精盐、姜蒜末、白酒拌匀腌入味,捞出控干,再加入辣椒粉、黑米粉、胡椒粉、香油拌匀,放入坛内封严,腌 10 天左右即可。

食用方法:用量自愿。

 **爽口鲜果饭**

精选材料:大米 250 克, 黑米 50 克,哈密瓜 1 个,猕猴桃 2 个,腰果 50 克,苹果 1 个,柠檬汁适量。

制作步骤:①将大米和黑米洗净浸泡,哈密瓜去皮切丁,猕猴桃、苹果去皮均切丁,腰果炸熟;②将泡好的米放入焖罐中,焖 30 分钟左右至熟。③将水果丁、柠檬汁和米饭一起拌匀即可。

食用方法:当点心食用,用量自愿。

【健康红绿灯】

1. 所有人都可以食用黑米。

2. 黑米粥若不煮烂,不仅大多数营养素不能溶出,而且多食后易引起急性肠胃炎,对消化功能较弱的孩子和老弱病者更是如此。因此,消化不良的人不要吃未煮烂的黑米。

(三) 黑木耳营养餐

推荐理由:黑木耳含有丰富的蛋白质,其蛋白质含量堪比动物食品。最重要的是含铁量最高,是菠菜的 20 多倍,猪肝的 7 倍多。因此,它是养颜补血,预防缺铁性贫血的优质食物来源。

 **黑木耳炒芹菜**

精选材料:杜仲 10 克, 黑木耳 30 克,芹菜 200 克,姜 5 克,葱 10 克,蒜

15 克,盐 5 克,素油 50 克。

制作步骤:①杜仲烘干打成细粉,黑木耳发透去蒂、根,芹菜洗净切段,姜切片,葱切段,大蒜去皮切片。②把炒锅置武火上烧热,加入素油烧至六成热时,下入姜、葱、蒜爆香,随即下入芹菜、黑木耳、盐、杜仲粉,炒至芹菜断生即成。

食用方法:随餐食用,用量自愿。

 黑木耳炒猪肝

精选材料:猪肝 100 克,水发黑木耳 50 克,料酒、花椒油、植物油、精盐 3 克,酱油 5 克,湿淀粉、醋、葱、姜、蒜、盐各少许。

制作步骤:①猪肝剔去筋并洗净,切成长 3 厘米,宽 1.5 厘米,厚 0.3 厘米的片,葱切成丝,姜切成末。②猪肝用湿淀粉拌匀,把葱、姜、蒜、黑木耳、酱油、料酒、盐和余下的湿淀粉合在一起,加入少许水,搅拌成调料汁。③炒锅内放植物油 250 克,待油八成热时放入拌好的肝片划炒。④炒到肝片发白时,倒去余油,起出肝片。再把花椒油倒入炒锅,烧热后,倒入肝片,接着倒入调料汁,搅拌均匀即成。

食用方法:随餐食用。

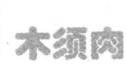 木须肉

精选材料:猪瘦肉 150 克,鸡蛋 150 克,干黑木耳 5 克,黄瓜 100 克,盐 5 克,酱油 3 克,料酒 5 克,油 80 克,香油、料酒适量。

制作步骤:①将猪瘦肉切成长 5 厘米,宽 0.3 厘米,厚 0.3 厘米的丝;鸡蛋磕入碗中,用筷子打匀。②干黑木耳加开水泡 5 分钟,去掉根部,撕成块;黄瓜斜刀切成长 2 厘米的段,放平后直刀切成片,片形状即为菱形;葱、姜切成丝。③炒锅上火,加油,烧热后加入鸡蛋炒散,使其成为不规则小块,盛装在盘中,即为所说的木须。④炒锅上火,加油烧热,将肉丝放入煸炒,肉色变白后,加入葱、姜丝同炒,至八成熟时,加入料酒、酱油、盐,炒匀后加入黑木耳、黄瓜和鸡蛋块同炒,成熟后淋入香油即可。

食用方法:随餐食用,用量自愿。

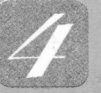 黑木耳酸辣汤

精选材料:鸡蛋 1 个,鸡血 50 克,豆腐干 1 块,水发黑木耳、白胡椒粉、醋、盐、植物油、芝麻油、酱油、味精、水淀粉、鲜汤、葱花适量。

制作步骤:①鸡血、豆腐干、黑木耳均切成 3 厘米长,粗细较均匀的丝;干丝、耳丝用沸水烫一下;鸡蛋放在碗里打散。②将锅烧热,放植物油,加清汤、酱油、盐、黄酒、鸡血丝、干丝、黑木耳丝。烧沸后,撇去浮沫,放味精,用水淀粉勾成薄芡,浇上鸡蛋液、醋,淋上芝麻油后,再撒胡椒粉、葱花即成。

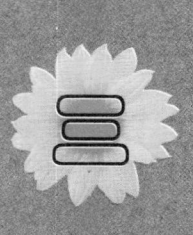

三　贫血

食用方法:随餐食用,用量自愿。

【健康红绿灯】

1. 鲜黑木耳中含有卟啉物质,食用后经阳光照射,可引起植物日光性皮炎,皮肤暴露部分会发生红肿、痒痛,出现鲜红色的丘疹、水泡。

2. 泡发黑木耳不宜用热水。用热水泡发只能将干黑木耳泡发到其原重的3倍左右,且口感发黏。用米汤浸泡,那泡出来的黑木耳不但肥大、易清洗,而且味道鲜美。

3. 黑木耳不可不食,但又不可多食,特别是孕妇、儿童食用时更应控制数量。黑木耳对于患有咯血、呕血、便血、鼻出血的病人,有促使出血的副作用。

温馨小提示:土豆、黄花菜及木耳挑选法

(一) 土豆、黄花菜挑选法

土豆是常见的粗粮,挑选土豆先要看产地,通常寒冷地方产的土豆,含淀粉多且质地细腻、味道爽口。另外,要从以下几方面挑选:

首先,挑表皮光洁的,芽眼较浅的。这样的土豆好削皮,土豆利用得完全,而且食用安全。

其次,挑选肥大而匀称的土豆。表皮无干疤和糙皮、无病斑、虫咬和机械外伤,不萎蔫、变软,无发酵酒精气味的最好。

最后,挑黄皮的土豆。黄皮土豆外皮暗黄,内色呈淡黄色,淀粉含量高,含有胡萝卜素,口味较好。

挑选黄花菜与其他粗粮稍有不同,因为市场上卖的黄花菜都是干品,黄花菜的挑选也主要从三方面入手:

首先,闻味道。有爽快的清香气为佳;有烟味,硫黄味或霉味为次。

其次,看外观。色泽浅黄或金黄,质地新鲜无杂物,条身紧长均匀粗壮的为佳;色泽深黄略带微红,长短不一,粗细不均,混有杂物,甚至色泽带黑的则较差。

最后,用手抓。抓一把捏成团,手感柔软且有弹性,松手后黄花菜又能很快伸展开,这样的黄花菜较好;硬且易断,弹性差,含水量大,这样的就为次品了。

(二) 四步挑选好黑木耳

黑木耳良莠不齐,质量差别较大,购买时可从以下四个方面精心挑选:

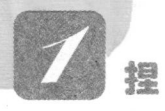

捏

取一些干的黑木耳,手捏易碎,无

韧性,用舌轻舔无味,说明含水量少,反之则含水过多,一般情况下,黑木耳含水量要求保持在 11% 以下。

 看

上品的黑木耳为朵大适度,耳瓣略展,朵面乌黑有光泽,朵背略呈灰白色;次品的黑木耳为朵形小而碎,耳瓣卷而粗厚或有僵块,朵灰色或褐色。而朵稍小或大小适度,耳瓣略卷,朵面黑但无光泽的为中等品的黑木耳。

 品

纯正的黑木耳,口感纯正无异味,有清香气,反之多为变质或掺假品。

 泡

朵体质轻,水泡后胀发性大的属优质;体稍重,吸水膨胀性一般的为中等;体重,水泡胀发性差的为劣质。

优质的黑木耳呈深黑色,有光泽,耳背呈暗灰色,无光泽;朵片完整,无结块。

粗粮健康又美容

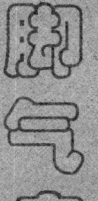
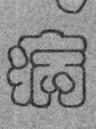

脚气病

　　时尚，是都市的代名词，更是都市人们对生活的不懈追求。天气转凉的时候，在大街上随处可见时髦的女性穿着各式各样的高筒皮靴，衬托出修长的美腿，优雅、时尚，成为都市一道亮丽的风景线。

　　殊不知，女性在享受着靴子带来美丽的同时，一些疾病也接"踵"而来，脚气病就是其中一种。足趾间溃疡、瘙痒，很多人都会一味地怪靴子。其实，除了靴子之外，还有一个重要的原因就是维生素 B_1 缺乏。

　　为什么维生素 B_1 缺乏能引起脚气病呢？这主要是因为人体需要不断的能量供应，而能量的来源主要靠葡萄糖代谢供给，葡萄糖代谢又必须有维生素 B_1 作为辅酶才能完成。假如把葡萄糖比做一堆柴草，尽管它们本身储藏着能量，但没有火种是不能燃烧的，维生素 B_1 就如同火种一样。而心脏和神经系统又是人体中代谢最旺盛、耗能最多的脏器。

　　因此，当维生素 B_1 长期缺乏时，就会引起葡萄糖代谢障碍，继而导致心血管系统和神经系统功能障碍，引发脚气病。脚气病不是什么大病，即使患上，也不必恐慌，只要平时多吃些粗粮还是可以防治的。

健康DIY——粗粮细吃

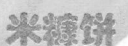 米皮糠营养餐

　　推荐理由：米皮糠含有极为丰富的维生素 B_1，故脚气病患者宜多食常食。孙思邈《千金翼方》早有记载："治脚气病常作：米皮糠五升，以水一斗，煮取七升，去滓，煮米粥常食之，即不发。"

1　米糠饼

　　精选材料：米糠 50 克，面粉 50 克，红糖适量。

　　制作步骤：面粉与米糠加水和均匀，加入化好的红糖，按常法煎成饼。

　　食用方法：当点心食。

2　黄豆米皮糠

　　精选材料：黄豆 100 克，米皮糠 160 克。

　　制作步骤：将黄豆与米皮糠用水炖熟吃。此方为民间治脚气的偏方。

　　食用方法：当点心食。

3　谷皮糠粥

　　精选材料：粳米 50 克，新鲜谷皮糠适量。

　　制作步骤：粳米洗净煮为稀粥，待粥成时把谷皮糠调入粥中煮至粥稠。

食用方法:作早晚餐。

(二) 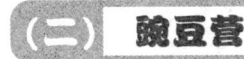 豌豆营养餐

推荐理由:宋代《圣济总录》中早有"治脚气病抬肩喘"的记载。相似于湿性脚气病的气促现象,可经常用青豌豆煮熟淡食。

 豌豆炒肉末

精选材料:豌豆,肉末,胡萝卜,蒜末,油,盐,红辣椒末。

制作步骤:①新鲜的豌豆角剥出豌豆洗净;肉末用酱油略腌;胡萝卜、蒜、辣椒切末。②锅里放油,放蒜末煸出香味,放肉末炒,再放入豌豆、盐、高汤翻炒(没有高汤用水也行)。③快熟了放胡萝卜配料,翻炒几下起锅。

食用方法:开胃下饭的好菜。

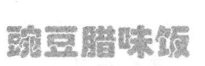 豌豆腊味饭

精选材料:去壳豌豆 250 克,糯米 500 克,腊味(腊肠、腊肉等)150 克,胡萝卜、虾米、香菇、香葱、芫荽、盐、油等调味品适量。

制作步骤:①豌豆飞水去豆腥,捞出待用。②腊味、胡萝卜、虾米、香菇切碎,下油锅炒香味,调味,放入洗好的糯米拌匀,加刚过面的水煮。③最后出锅的时候加入原先切好的香葱、芫荽。

食用方法:早晚服用或作点心服食。

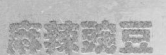 拌鸡蛋豌豆

精选材料:鸡蛋 150 克,豌豆 200 克,土豆 100 克,盐、味精、花生油各适量。

制作步骤:①将鸡蛋打在碗里,加精盐打散,放油锅内炒熟出锅,切碎,放盘内。②将青豌豆放热油锅中炒至断生即出锅,放入鸡蛋盘内。③将土豆煮熟,去皮,切小丁,放在鸡蛋、豌豆盘内,加入精盐、味精,拌匀即可。

食用方法:随餐食用,用量自愿。

麻辣豌豆

精选材料:豌豆 350 克,辣椒(红、尖)50 克,花椒油 5 克,盐 10 克,味精 3 克,辣椒油 20 克,植物油 100 克。

制作步骤:①嫩豌豆洗净,沥干,投入六成热的油锅内炸熟,捞出待用。②松仁入油锅炸至酥;甜红辣椒去籽、蒂,切成米粒状。③锅置火上,放植物油 50 克,烧至五成热,倒入豌豆、松仁、甜红椒米煸炒几下,下盐、味精,淋辣椒油、花椒油炒匀,起锅入盘即成。

149

脚气病

食用方法:随餐食用。

【健康红绿灯】

1. 炒熟的干豌豆不易消化,过食可引起消化不良、腹胀等。

2. 新鲜的豌豆吃多了容易引起腹胀,故不宜长期大量食用。

（三）薏米营养餐

推荐理由:薏米能健脾,利湿。《食疗本草》早有记载,说它能"去干湿脚气"。《本草正义》亦云:"薏苡,味甘淡,能利关节,除脚气,治痿弱拘挛湿痹,消水肿疼痛。"尤其适宜脚气水肿者服食。

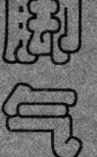 薏米赤豆粥

精选材料:薏苡仁 30 克,赤小豆 20 克,粳米 30 克。

制作步骤:①将薏苡仁、赤小豆泡涨,先加适量水煮赤小豆至破裂。②再加入薏苡仁、粳米共煮,至豆酥烂、粥稠时调入适量白糖。

食用方法:每日早晚服用。

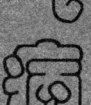 薏苡仁粥

精选材料:薏苡仁 100 克,粳米 50 克。

制作步骤:①置薏苡仁于高压锅内,加水 1000 毫升,煮 20 分钟离火。②减压后再将粳米掺入,同时加开水 500

毫升,继续煮 10~15 分钟即成。

食用方法:临服时调入白糖适量,每日早晚服用。

 猪肾薏苡粥

精选材料:薏苡仁 50 克,猪肾 1 对,山药 100 克,粳米 200 克。

制作步骤:①将猪肾去筋膜、臊腺,洗净,切碎。②猪肾、去皮切碎的山药、粳米、薏苡仁一起置锅中,加适量水,用小火煮成粥,加调料调味即可。

食用方法:早晚服用或作点心服食。

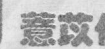 苦瓜薏米汤

精选材料:苦瓜、薏米各 50 克,葱段、姜片、盐、味精、料酒各适量。

制作步骤:①将苦瓜洗净,剖开去籽,然后切成小块儿。②把葱切段,姜切片;将薏米泡上半天,然后洗净待用。③将①和②一同放入砂锅,加上 5~6 倍的水,放入 1 勺料酒,开火。④水开之后拧小火,慢火煮上 30 分钟;30 分钟后开锅加上盐和味精,就可以关火了。盛汤之前先把葱段和姜片捞出来。

食用方法:适量食用。

薏仁莲米乌鸡汤

精选材料:乌骨鸡 1200 克,薏米

100 克, 莲子 50 克, 盐、鸡精、胡椒、襄荷各适量。

　　制作步骤：①乌鸡宰杀后去毛、内脏、脚爪, 洗净后切成块待用；薏米洗净；莲子用热水泡后抽去莲心。②取炖锅置火上, 放入水和乌鸡、襄荷, 烧开后去掉浮沫。③放进薏米和莲子、胡椒, 炖至烂时下盐、鸡精即成。

　　食用方法：适量食用。

 ## 6 薏米腐竹素汤

　　精选材料：薏米 50 克, 白果 100 克, 鲜腐竹 100 克, 玉米二条, 胡萝卜 200 克, 陈皮 0.25 个, 盐适量。

温馨小提示：薏米的挑选

　　通常, 人们在市场上常见的薏米为黄色或白色, 哪一种薏米更好呢？其实, 这两种薏米都不是最好的, 最好的是带青头的, 价格也相对较贵些。

　　制作步骤：①薏米洗干净；白果去壳, 去衣和去心、清洗干净。②鲜腐竹洗干净；玉米洗干净, 切件；红萝卜去皮, 洗干净后切件；陈皮泡软刮去瓤。③烧滚适量水, 放入薏米、白果、腐竹、玉米、红萝卜和陈皮, 水滚后改慢火煲 90 分钟, 下盐调味即成。

　　食用方法：适量食用。

【健康红绿灯】

　　1. 薏苡仁有使身体冷虚的作用, 故怀孕中及月经期女性要暂停使用。

　　2. 薏苡仁较难煮熟, 在煮之前需用温水浸泡 2~3 小时。

　　我们在选购薏米时, 要注意选择质硬、有光泽, 颗粒饱满, 坚实的薏米, 多为粉性, 味甘淡或微甜则为好。颗粒不饱满, 不坚实的为次品。

粗粮健康又美容

151

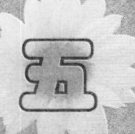

五

胃肠溃疡、胃肠炎

生活压力大、饮食无规律、饮食不洁是导致都市人胃肠疾病增加的重要原因，其中胃肠溃疡、胃肠炎发病率更为普遍。俗话说病从口入，防治胃肠疾病还应从饮食上入手。

很多人认为，发生胃肠疾病就不能吃含纤维素较多的食物，而宜吃精粮细菜，以减轻胃肠消化食物的负担，其实这是一个误区。溃疡病人长期吃精粮细菜，会因食物在胃内滞留时间长，产酸产气多而出现腹胀等不适。

因此，主张在溃疡病没有合并出血或不处在疼痛阶段的患者，还是应该适当进食含纤维素的粗粮，以增强胃肠黏膜对不良因素的抵抗能力，加快胃的排空，便于溃疡的愈合。但必须提醒大家的是，吃粗粮一定要讲究技巧和方法，才能取得事半功倍的效果。下面就给大家推荐猴头菇和薏米的食疗方法，以供参考。

健康DIY——粗粮细吃

（一）　猴头菇营养餐

推荐理由：猴头菇性平、味甘、利五脏，助消化，具有健胃，补虚，益肾精之功效，主治胃及十二指肠溃疡、胃肠溃疡、胃肠炎、胃癌等病症。年老体弱者食用猴头菇，有滋补强身的作用。

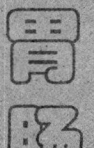　**原煨整猴头菇**

精选材料：猴头菇200克，鸡肉500克，猪肘500克，小白菜500克，植物油50克，料酒50克，鸡油25克，盐、白砂糖、味精、胡椒粉、淀粉、大葱、姜各少许。

制作步骤：①将猴头菇用温水泡发胀透捞出，用刀削去根部的泥沙，用清水洗净；葱和姜拍破。②鸡肉和肘肉砍成块，下入开水锅内煮过捞出，洗净血沫，放在垫底篾的砂锅内；再放入拍破的葱姜、猴头菇、料酒、白糖、盐、水，在旺火上烧开，撇去泡沫，移用小火煨2小时，煨至柔软浓香为止。③取出猴头菇稍晾，放在砧板上，有绒毛的一面朝下，直刀剖十字交叉花刀，保持猴头形，扣入碗内，放入原汁。④食用时前将猴头菇上笼蒸熟取出，滗出原汁，翻扑盘内；同时锅内放油烧六成热，将白菜苞放入油锅，加盐煸炒。⑤将小白菜拼在猴头菇周围，将原汤倒入锅内收浓汁，加入味精、胡椒粉，用湿淀粉调稀勾芡，浇盖在猴头菇上，淋鸡油即成。

食用方法：开胃下饭的好菜。

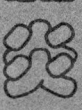　**云腿滑熘猴头菇**

精选材料：火腿150克，猴头菇100克，鸡蛋清100克，鸡肉250克，五

花肉250克，小白菜500克，猪油100克，淀粉、大葱、姜、鸡油、料酒、盐、味精、胡椒粉、白砂糖各适量。

制作步骤：①将肥鸡肉剁成块，五花肉切成块，下入开水锅中汆过捞出，洗净血沫；火腿切成5厘米长、2厘米宽的薄片；葱和姜拍破；小白菜摘去边叶留小苞洗净。②猴头菇温水浸发透，削去根上的杂质，顺毛片成1厘米厚的长方片，下入开水锅汆过捞出，装入垫有竹底箅的砂锅内，再放入鸡块、五花肉块、料酒、葱、姜和水，盖上盖，在旺火上烧开，转用小火煨至柔软、醇香。③取出猴头菇晾凉，挤干水分，放入胡椒粉、适量盐和味精拌匀。④将鸡蛋清用筷子打起发泡，放入适量的干淀粉调制成雪花糊；锅内放入油烧至五成热时，将猴头菇逐片裹上雪花糊，下入油锅划熟捞出；锅内留油，下入白菜苞加盐炒入味，再加入火腿片、鸡汤、味精，用湿淀粉调稀勾芡。⑤倒入划好的猴头菇裹上汁芡，将火腿片、猴头菇相间排列成行摆入盘内，小白菜苞拼在火腿与猴头菇相间空处，淋鸡油即可。

食用方法：开胃下饭的好菜。

3 猴头菇扒海参

精选材料：水发海参600克，水发猴头菇200克，葱、姜各50克，油75克，料酒10克，美极鲜酱油20克，味精10克，糖8克，上汤500克，胡椒粉4克，湿生粉15克，鸡油25克。

制作步骤：①海参顺长改刀，加调料烫透捞出，控干水分。②猴头菇改刀成片，加汤、调味料上屉蒸30分钟取出，控干水分。③勺加油，放入海参、猴头菇，加汤、调味料烧至入味，将猴头菇围摆盘边，海参盛入盘中，勺中剩余汤汁勾芡，淋入鸡油，浇在菜品上即可。

食用方法：开胃下饭的好菜。

4 扒猴头野鸡腿

精选材料：野鸡腿100克，猴头菇150克，冬笋25克，火腿25克，鸡油30克，湿淀粉、香油、料酒、姜、大葱、大蒜、花椒、味精、盐各适量。

制作步骤：①先将野鸡腿去骨切成条，水发猴头菇用水洗净切成0.6厘米厚的片，分别码入盘中；火腿、冬笋切成片；炒锅上火，放入植物油烧热，下葱段、姜末、蒜片炒香。②添鸡汤、料酒、花椒水，加入精盐、味精，烧开后捞出葱、姜、蒜，撇去浮沫；放入火腿、冬笋，再将鸡腿、猴头排入锅内，用盘盖严，置小火煨15分钟。③拿去盖盘，再移中火上，用湿淀粉勾芡，淋入芝麻油，翻锅后装盘即成。

食用方法：开胃下饭的好菜。

5 红烧猴头菇

精选材料：猴头菇150克，大葱15

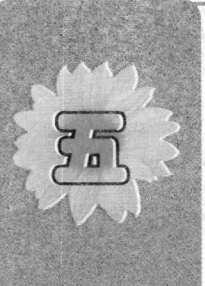
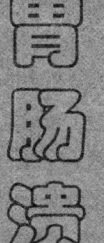
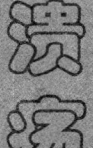
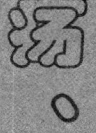
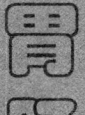
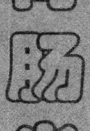
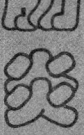

五 胃肠溃疡·胃肠炎

克,姜 15 克,料酒 20 克,酱油 15 克,香油 15 克,植物油 50 克,白砂糖、盐、味精、花椒、八角、淀粉、胡椒粉各适量。

制作步骤:①将猴头菇放冷水中浸泡 24 小时,洗净,再用开水泡 2 小时,取出剪去老根,放入小盆内,加鸡汤、料酒、葱、姜、花椒、大料,上屉蒸 2 小时至入味取出。②将猴头菇切成 0.3 厘米厚的片;炒锅内加植物油烧热,下入花椒、大料、葱、姜炒出香味,捞去料渣不用,加入酱油、料酒、鸡汤、猴头菇片、白糖、精盐、胡椒粉,用中火烧开。③撇去浮沫,改小火烧至入味,加味精,用大火收汁,用湿淀粉勾芡,淋入香油,盛入盘内即成。

食用方法:开胃下饭的好菜。

【健康红绿灯】

1. 在做猴头菇之前,要用温水把猴头菇浸泡几次,这样可以把猴头菇自身的苦味去掉。

2. 在做猴头菇的时候,一定要把它炖得特别烂,这样才能促进营养的吸收。

3. 一般人均可食用猴头菇,有心血管疾病、消化系统疾病和患有咳嗽的人也可食用,年老体弱者食用猴头菇,有滋补强身的作用。

（二）　薏米营养餐

推荐理由:薏米因含有多种维生素和矿物质,有利于促进新陈代谢和减少

胃肠负担。常食用薏米食品对慢性肠炎、消化不良等症也有效果。薏米性味甘淡微寒,能增强肾功能。

 薏米银耳柳芽羹

精选材料:银耳、薏米、柳树芽（春天采摘后焯好放进冰柜冷冻的）、冰糖、莲子、百合、枸杞。

制作步骤:①先将薏米及莲子泡 2 小时。②将薏米、莲子洗净放入锅中加水煮 40 分钟。③加入银耳后再煮半小时。④加入百合、冰糖、柳树芽煲 10 分钟。

食用方法:适量食用。

 薏米红豆粥

精选材料:薏米 100 克,枣（干）25克,赤小豆 50 克,仙鹤草 10 克,白砂糖 30 克。

制作步骤:①将薏米、红豆以温水浸泡半日;将仙鹤草用纱布包好;将大枣去核,用水浸泡半小时。②将薏米、红豆、仙鹤草、大枣一同放入锅中,加水煮成稀粥,最后撒上糖调味即可。

食用方法:适量食用。薏米红豆粥是治湿邪最好的药。

 美白薏仁芝麻汤

精选材料:薏仁粉 2 匙,芝麻 1 匙,牛奶 200 毫升。

制作步骤：将所有材料混合后，加入 200 毫升热牛奶即可。

食用方法：适量食用。

薏仁猪脚汤

精选材料：薏仁 30 克，干净猪脚一只约 250 克。

制作步骤：①薏仁碾碎，猪脚洗净剁块与薏仁一同放入砂锅，加黄酒、姜及清水 1500 毫升，盖好。②先用猛火煮滚，除去汤面浮沫，再用文火煨约 2 小时；待猪蹄烂熟后，依次加入盐、酱油、葱、胡椒粉。

食用方法：开胃下饭的好菜。

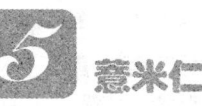

薏米仁南瓜饼

精选材料：南瓜 300 克，薏米仁 30 克，糯米粉、蜂蜜、油、面包糠各适量。

制作步骤：①薏米提前浸泡 20 分钟，南瓜去皮切成块；把薏米和南瓜块隔水蒸熟，把熟南瓜取出捣成泥，同时薏米也熟了；南瓜泥中放入薏米粒和蜂蜜拌匀。②南瓜泥中再加入糯米粉，边拌南瓜泥边慢慢倒糯米粉，直至揉成不粘手的南瓜面团。把面团揪分成若干个小剂，取其中 1 剂揉圆再按扁。③两面粘上面包糠，平底锅内抹上食用油，下南瓜饼，小火煎至饼两面金黄即可。

食用方法：早晚服用或作点心服食。

【健康红绿灯】

薏米性微寒，所以并不适合单独煮粥或单吃，应与一些能起到温补作用的食物一起加工成食品。

温馨小提示：猴头菇挑选"四特点"

猴头菇的挑选要看外形、大小、毛长和颜色，也就是挑选干猴头菇主要看的是四大特点。

第一，个头大一点。猴头菇的形状越类似圆形越好，如果直径再达到 4~5 厘米就算是很不错的猴头菇了。

第二，根小一点。猴头菇的根基本上是不能吃的，因为根部含泥沙较多，会影响口感。

第三，色黄一点。优质猴头菇的外观颜色真的是有些像金丝猴的绒毛一样呈现出金灿灿的色泽。

第四，毛长一点。所说的绒毛实际上指的是猴头菇的菌丝体，这绒毛的长度也是衡量猴头菇质量好坏的标准。茸毛长且齐全的猴头菇质量好。

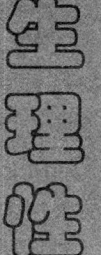

六

生理性水肿

现在是一个追求苗条的时代,很多人都向往自己能拥有魔鬼身材,但造物主捉弄人,非要弄个"燕瘦环肥",有人喜来,有人悲。肥胖不仅影响了美观,更重要的是胖还会给人体健康带来诸多影响,生理性水肿就是其中之一。

在炎夏高温的情况下,胖人受环境温差的影响,常莫名其妙地发生下肢水肿,夏天过后,就会自行消退。这是由于炎热高温引起体表血管扩张,动脉血流量增加;浅静脉的扩张,使毛细血管滤过压增高;再加上站立或久坐,体液在皮下疏松结缔组织的间隙中渗聚,回流缓慢,从而引起下肢水肿。

改善生理性水肿的关键在于平时生活健康规律,应尽量减少盐分的摄入,多吃些利水的食物,如花生、红豆、绿豆、蘑菇、冬瓜等,有助于排除生理周期的多余水分。这里介绍两种常见的粗粮食疗法,有利于改善生理性水肿。

健康 DIY——粗粮细吃

(一) 花生营养餐

推荐理由:花生中含有的维生素 K 有止血作用,而花生红衣的止血作用比花生要高出 50 倍, 对出血性疾病有较好的治疗效果。花生还有扶正补虚、悦脾和胃、滋养调气、利水消肿、润肺化痰、止血生乳、清咽止疟的作用。所以说,花生是当之无愧的"长生果"。

1 花生猪脚

精选材料:猪脚 600 克, 带皮花生 300 克,大葱 3 段,大蒜 4 瓣,老姜片 5 片,盐 1 茶匙,冰糖 2 汤匙,酱油 1 汤匙,番茄酱 2 茶匙。

制作步骤:①花生提前在盐水中浸泡 3 小时;将猪脚切成大块,放入一锅凉水中,大火加热,煮沸后撇去浮沫,煮10 分钟后,捞出沥干水分。②锅中放入冰糖,倒入 1 汤匙水,小火加热,等锅中温度逐渐升高后白糖融化成金黄色糖浆,注意随时搅拌,避免烧焦。③把猪脚块倒入锅中,搅拌均匀,使猪脚上裹满糖。④加入泡好的花生,放入葱段、蒜瓣、老姜片、酱油和番茄酱,加 2 碗温水,盖上盖子,大火烧开,然后改小火炖90 分钟即可。

食用方法:适合经常食用。

2 柏仁煮花生米

精选材料:花生米 500 克, 柏子仁 30 克,精盐、葱段、姜片、花椒、桂皮各适量。

制作步骤:①花生米洗净,放入锅内;柏子仁择净,用布包好,放锅内。②坐锅,加葱段、姜片、花椒、桂皮,再加入

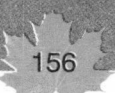

适量清水,旺火烧沸后,改为小火焖烧至熟,加入精盐再烧一段时间入味后,即可起锅。

食用方法:适合经常食用。

 ### 花生猪皮冻

精选材料:猪皮 300 克,花生 30克,芝麻 20 克,枸杞子 20 克,芦荟 10克,酱油、盐、味精各少许。

制作步骤:①将枸杞子、芦荟放入锅中,加清水适量,煎煮成汤汁,去掉枸杞、芦荟渣,留汤汁。②将猪皮去毛,放入药汁锅中同煮 1 小时,捞出猪皮剁成泥状,再放入锅中,加清水适量,再加入花生、芝麻、酱油、盐、味精煮烂,离火待冷却后即成猪皮冻。

食用方法:适合经常食用。

 ### 腐竹花生鸡肝汤

精选材料:新鲜鸡肝四副,腐竹80 克,大花生仁 160 克,鸡精少许,麻油一茶匙,胡椒粉适量,清水 8碗,生抽一茶匙,粟粉半茶匙,姜丝少许,玫瑰露酒少许。

制作步骤:①鸡肝洗净,去筋切开成小块,加调味料拌匀腌片刻。②花生仁洗净;腐竹用湿毛巾擦净,撕碎。③烧滚清水,下花生和腐竹,旺火烧滚,煲至花生和腐竹熟后,下鸡肝,迅速搅散即捞起,用盐、胡椒粉调味。

食用方法:适合经常食用。

【健康红绿灯】

1. 花生红衣有药用价值,如将花生连红衣一起与红枣配合食用,既可补虚,又能止血,最宜于身体虚弱的出血患者。

2. 花生炒熟或油炸后,性质热燥,不宜多食。在花生的诸多吃法中以炖吃为最佳。这样既避免了营养素的破坏,又具有不温不火、口感潮润、易于消化的特点。

(二) 红豆营养餐

推荐理由:红豆水提取液对金黄色葡萄球菌、福氏痢疾杆菌和伤寒杆菌等有抑菌作用。红豆煮汤饮服,可用于治疗由于肾脏、心脏、肝脏、营养不良、炎症等多种原因引起的水肿。

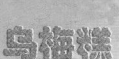 ### 乌梅糕

精选材料:绿豆 1000 克,红豆沙500 克,乌梅 125 克,白砂糖 250 克。

制作步骤:①将绿豆用沸水浸泡 2小时,放在淘箩里擦去外皮,并用清水将皮漂去。将绿豆放在钵内,加清水上笼蒸约 3 小时,待熟透后取出,除去水分,擦成绿豆沙。②将乌梅用沸水浸泡3~4 分钟,取出切成小丁或小片。③将制糕木蒸框放在案板上,衬一张白纸,把木框按在白纸上,先放上一半绿豆沙

铺均匀,撒上乌梅,中间铺一层红豆沙,再将其余的绿豆沙铺上撖结实,最后把250克白糖均匀地撒在表面,按6.6厘米的宽度切成方块,撤去木框,铲入盘中食用。

食用方法:早晚服用或作点心服食。

扁豆糕

精选材料:扁豆600克,红豆沙400克,白砂糖200克,食用色素3克,碱2克。

制作步骤:①将扁豆洗净,用滚开水泡10分钟,待皮浮动即可将皮剥去;将豆放在大碗里,加满清水,滴上几滴碱水,上笼蒸至酥烂取下,冷却后带水用网筛擦成泥,包进白布中压干水分,扁豆即成粉泥,放进冰箱约30分钟。②取一半白糖,用食用色素染红成玫瑰色糖。③扁豆泥两面用布夹住,撖成33厘米长,20厘米宽的薄片,平放于案板上,拿去布,用刀将扁豆泥对切成两块,一块铺上红豆沙,要铺得均匀;再将另一块扁豆泥盖在红豆沙上,再在上面铺上玫瑰色糖,最后铺上白糖,撖平后即形成五层,吃时切成梭子块。

食用方法:早晚服用或作点心服食。

豆沙晶饼

精选材料:淀粉(豌豆)500克,红豆沙300克,白砂糖、植物油、香油各适量。

制作步骤:①将淀粉放入锅内,放白糖、植物油拌和,加沸水400克,用竹筷不断搅拌,制成熟粉。待熟粉稍冷后,即用手揉匀,分成20小块。②将豆沙搓成条,分成20份,将熟粉块揉圆撖扁,放上一份豆沙,捏拢收口,然后用手撖扁或放在木制的模型中,再倒出,即成水晶饼生坯。③将生坯排列在笼格里,加盖,在沸水锅上用旺火蒸5分钟,出笼时在饼面上涂一层麻油即成。

食用方法:早晚服用或作点心服食。

红豆抹茶冰淇淋

精选材料:牛奶400毫升,抹茶粉15克,蛋黄4个,细砂糖100克,玉米粉1大匙,鲜奶油360毫升,蜜红豆(煮熟的甜红豆粒)100克。

制作步骤:①牛奶加热,取一部分温热的牛奶与抹茶搅拌,将搅拌好的抹茶加入锅中与牛奶混合,搅拌均匀继续加热到液体冒泡。②将蛋黄放在钢盆中,加入糖,搅拌混合约20秒。③先将1/4~1/3的抹茶牛奶加入②中搅拌均匀,再加入剩余牛奶,搅拌。筛入一大匙玉米粉,搅拌混合。④将③放在炉火上,边煮边搅,煮至接近稠状(如勾芡的薄浓汤状),煮好后将盆子放在冷水中,等待液体完全凉。⑤将鲜奶油打发至黏稠的糊状,浓稠度和④类似,然后与④混合均匀,最后加入蜜红豆。⑥将⑤倒入金属盒子内,放在冰箱冷冻,30分钟后取出搅拌,将蜜红豆从底下捞起,表面弄平,重复约4次,再冻到完全硬后食用。

食用方法:早晚服用或作点心服食。

莲藕红豆煲排骨

精选材料:莲藕600克,红豆80克,排骨480克,干墨鱼120克,蜜枣6粒,陈皮1/4个。

制作步骤:①莲藕去皮,洗净;红豆用清水泡1小时,沥去水;陈皮用清水泡软,刮去瓤,洗净。②墨鱼去骨,用清水泡30分钟,洗净。③墨鱼、排骨过冷水;蜜枣洗净。④水10杯(或适量)煲滚,放入莲藕、排骨、红豆、墨鱼、陈皮、蜜枣煲滚,慢火煲3小时,下盐调味。

食用方法:适量食用。

豆沙包

精选材料:赤小豆150克,面粉200克,面肥20克,食碱、白糖、桂花、植物油皆适量。

制作步骤:①把面肥用温水化开,放入面盆,加入面粉和水做成面团;把赤小豆淘净,入锅煮到七成熟,放少许食碱,煮熟,放入绞碎机中制成豆沙。②炒锅中倒入植物油烧热,放白糖和豆沙,用小火炒至豆沙发亮时,取出,放桂花拌成豆沙馅。③把发好的面团加碱水揉匀,揪成5个面剂,用手把剂按成扁皮,包入豆沙馅,团成长圆形,上屉蒸15分钟即可。

食用方法:主食,用量自愿。

【健康红绿灯】

1. 红豆与猪肉同时食用,容易引起腹胀气滞。

2. 红豆与羊肝同时食用,容易发生食物中毒。

3. 红豆与羊肚同时食用,红豆与羊肚性味功能相反。

4. 红豆与粳米同时食用,容易引发口疮。

粗粮健康又美容

七 骨质疏松

提到骨质疏松，人们往往跟衰老联系起来，认为只有老年人才会患上骨质疏松。然而，医学专家最近证明，30~40岁甚至20多岁的女性，都有可能遭到此病的骚扰。造成年轻人骨质疏松的原因主要有两点。

首先是减肥。许多女性在减肥过程中将一切与脂肪有关的食物都拒之门外。殊不知，在减去脂肪的同时，也会把骨骼减弱了。

还有就是缺乏运动。上下班以车代步，工作以电话联络代替登门造访，上下楼以电梯代替楼梯，最终会因"习惯性缺乏运动"而导致骨质疏松。不少女性为了皮肤白皙害怕日晒也是因素之一。在日照不足的国家，骨科病的发病率是相对较高的。

预防骨质疏松，要经常增加钙的供给，膳食中多吃含钙丰富的食物，如燕麦、芸豆、豆制品、红枣、黑木耳、黑芝麻等。这里介绍两种常见的粗粮，让大家在享受美味的同时，还能拥有强壮的骨骼。

健康 DIY——粗粮细吃

（一） 燕麦营养餐

推荐理由：燕麦是一种低糖、高营养、高能量的食品。燕麦所含钙、磷、铁、锌、锰等矿物质和微量元素，能预防骨质疏松症，促进伤口愈合，还能防止发生贫血病等。

1 麦香杏仁

精选材料：杏仁130克，燕麦片50克，草莓200克，豌豆20克，豆豉20克，盐、味精、干辣椒、干淀粉、色拉油各适量。

制作步骤：①将整粒杏仁切成两半；豌豆加盐稍腌，炸酥；将燕麦片炸脆；豆豉炸香；干辣椒切丝。②油炒干辣椒丝，加入杏仁、豆豉以及其他原料炒匀装盘。③将草莓洗净一同上桌。

食用方法：适量食用。

2 麦芽燕麦脆饼

精选材料：燕麦片100克，红糖25克，全蛋1个，麦芽糖2大匙，葵花子油30克，盐适量。

制作步骤：①将材料依序放入容器，搅拌均匀。静置20分钟，使混合后的面团更入味。②烤盘铺上不沾布，用汤匙舀面团至烤盘上，以叉子压平。③放入预热好的烤箱中，于170℃烤20分钟，出炉。

食用方法：早晚服用或作点心服食。

 **麦香牛仔骨**

精选材料:牛仔骨(牛小排)8块,燕麦片100克,黄油50克,土豆片12片,盐、味精、红酒、黑胡椒粉各少许。

制作步骤:①牛仔骨调味放入少许红酒和黑胡椒粉拌匀,静置20分钟,放入平锅中煎熟。②锅中放入燕麦片、黄油、盐、味精,开小火翻炒出香味。把牛仔骨放入盘中洒上麦片,盘四周用油炸土豆片围边即可。

食用方法:适量食用。

 燕麦牛奶布丁

精选材料:燕麦片60克,鲜奶500克,全蛋4个,细砂糖100克,葡萄干适量。

制作步骤:①先取1/2的鲜奶煮沸,冲入燕麦中拌匀备用。②将剩余的1/2鲜奶降温至40℃时,再加入全蛋和细砂糖,用打蛋器同方向搅拌均匀;随即过筛二次,再加入①中泡好的燕麦片搅拌均匀。③将搅拌的液体倒入怀中,盖上一层保鲜膜,放入电饭锅中蒸12分钟。④取出后放入葡萄干即可。

食用方法:适量食用。

【健康红绿灯】

燕麦具有益肝和脾、滑肠催产的功效。

(二) 芸豆营养餐

推荐理由:芸豆除含有丰富的蛋白质、油脂外,还有许多具有生物活性的物质。芸豆异黄酮就是其中一种,它只存在于芸豆种子的胚轴及子叶中,含量较其他营养成分也极微量,但生物活性较强。研究证明,芸豆对绝经后的骨质疏松和更年期潮热等疾病有预防作用。

翡翠芸豆汤圆

精选材料:汤圆粉、菠菜、芸豆、糖各适量。

制作步骤:①菠菜洗净切成1寸长的小段,焯水晾凉后在搅拌机中打成茸;用汤圆粉、温水和菠菜茸一起和面,然后把面团揪成大小相等的剂子。②芸豆洗净用高压锅煮烂,在搅拌机中打成茸,用干纱布沥水。③锅中放油,倒入芸豆茸,加适量糖炒成泥状,芸豆与糖的比例约为2:1.5。④将剂子按扁,中间包芸豆馅,最后揉成球下锅煮熟即可。

食用方法:早晚服用或作点心服食。

咖喱蛋黄焗芸豆

精选材料:白芸豆150克,咸蛋黄3个,咖喱粉3茶匙,白糖1茶匙,盐1茶匙。

制作步骤:①芸豆洗净,在油锅中

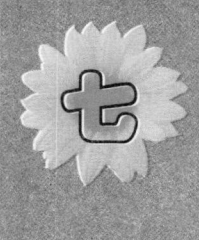

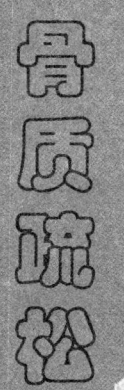

七 骨质疏松

炸至金黄色取出。②咸蛋黄、咖喱粉、白糖、盐在油锅中小火炒香。③将①放入②中继续翻炒均匀即可。

食用方法:早晚服用或作点心服食。

 **干巴煨芸豆**

精选材料:牛干巴(腌制后风干的牛肉)500克,芸豆1000克,盐5克,味精3克,草豆蔻2克,八角2克,椒盐2克,大葱2克。

制作步骤:①将大葱洗净,切成葱花待用;将牛干巴、芸豆淘洗干净,放入陶制煨锅中。②注入适量的清水,放旺火上烧沸,打去浮沫,加入草豆蔻、八角移在小火上煨制7小时。③肉粑豆烂时,放入精盐、味精调味后,盛入大汤碗中,芸豆约三分之二,撒上葱花即可。

食用方法:开胃下饭的好菜。

 羊肉烧芸豆

精选材料:羊肉150克,芸豆200克,酱油、料酒各10克,盐、八角、味精各3克,大葱、姜、大蒜各10克,香油10克,大豆油25克。

制作步骤:①将豆角去掉两头边筋,洗净;羊肉洗净切成薄片;葱、姜、蒜切米粒状待用。②炒勺上火加豆油烧热,下入葱姜蒜米、八角炒香,加入酱油、料酒、鸡汤500毫升,下入肉片中火烧开。③撇去浮沫,烧至肉片软烂,下豆角,大火炖至豆角软烂时,加盐、味精炒匀,淋入香油,出勺盛入碗内即可。

食用方法:开胃下饭的好菜。

【健康红绿灯】

1. 芸豆不宜生食,也不宜吃夹生的芸豆。芸豆必须煮透,才能食用。

2. 有些人为了省事,吃芸豆时不喜欢摘豆筋,这种做法是不对的。烹调前应将豆筋摘除,否则既影响口感,又不易消化。

燕麦的营养价值众所周知，不过市场上琳琅满目的品种一定让你无从下手吧。那么，我们就来看看怎样挑选吧。

1 看名字

麦片主要有"纯燕麦片"、"营养麦片"两大类。"纯燕麦片"的包装上一般没有配料表，而"营养麦片"的包装上标有配料表，通常含有小麦、大麦、麦芽糊精、砂糖、奶精等。选购的时候一定要看仔细了，选择"纯燕麦片"，别被"营养麦片"四个大字弄花了眼。

2 看外形

纯燕麦片是燕麦粒轧制而成，呈扁平状，直径约相当于黄豆粒，形状完整。

3 看包装

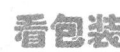

一般包装简单、朴素。包装上没有配料表，不含其他谷物，奶精、麦芽糊精、香精等甜味剂。这些产品没有花里胡哨的营销，也没有添加任何合成物质，这才是真正的天然燕麦片。

那些包装朴素、样子平淡的产品不吸引人的视线，尝起来可能口感也没有那么好吃，煮起来也比较麻烦，但这才是纯天然的产品。

常见的芸豆有：青芸豆和老来少。不同的芸豆挑选的方法也是不同的。

青芸豆容易熟，适合炒着吃，挑选的时候要选发绿的、油亮的，豆饱满鼓起来的。平的薄的都不太好，没吃头。

老来少芸豆在挑选上和选青芸豆是不同的。老来少芸豆不要选发绿的，要选白的、鼓的，粗细适中，看起来"老"的才好吃，但不能选皮松、皮软、颜色太白的，那样的是真老了。

粗粮健康又美容

八
白
带
异
常

有人说十女九带,这句话说明"白带"在女性之中的常见。白带是正常的吗?要不要治疗呢?白带是女性阴道里经常分泌的少量黏液状物质,犹如白色半透明鸡蛋清样,既无味,也无刺激性,是女人特有的生理现象。

在某些情况下,例如:压力、生病或服用抗生素时,阴道内正常的分泌物就会增加。尤其在排卵期时,分泌物的量就会增加,为的是方便精虫进入,促成受孕,是正常生理现象。只有当分泌物的颜色、流量、味道有异常,并会伴随外阴部搔痒、疼痛时,才需要治疗。

白带异常除了进行药物治疗外,还应在饮食上加以调整,应多食用一些益脾补肾和清热利湿的食物,如莲子、大枣、山药、薏苡仁、冬瓜仁等。如为脾虚和肾虚所致的白带质稀、量多,可选用扁豆、蚕豆、绿豆、黑木耳、芡实、荠菜、马齿苋、赤小豆等进行食疗。

健康 DIY——粗粮细吃

(一)　芡实营养餐

推荐理由:芡实的叶、果、茎、根均可入药,就连嫩叶柄和花柄剥去皮后都可以作蔬菜。古代药书中说它是"婴儿食之不老,老人食之延年"的粮菜佳品。芡实还可治疝气、白浊、白带、无名肿毒等。

1　芡实炖鸭

精选材料:芡实 200 克,老鸭 1 只,葱、姜、盐、料酒、味精各适量。

制作步骤:①将芡实洗净;将老鸭宰杀后,去毛和内脏,洗净血水;将芡实放入鸭腹内。②将鸭放入砂锅内,加水适量及葱、姜、盐、料酒。③将锅置武火上烧沸,改用文火炖熬约 2 小时,至鸭肉酥烂。④食用时,加少许味精。

食用方法:开胃下饭的好菜。

　鸡肝芡实粥

精选材料:粳米 100 克,鸡肝 100 克,芡实米 50 克,盐 2 克,香油 3 克。

制作步骤:①粳米、芡实淘洗干净,用冷水浸泡回软,捞出,沥干水分。②鸡肝洗净,切成片。③锅中加入约 1000 毫升冷水,放入粳米、芡实,先用旺火烧沸。④搅动几下,放入鸡肝片,再改用小火熬煮成粥。⑤粥内下入盐拌匀,再稍焖片刻,滴入香油即可。

食用方法:早晚服用或作点心服食。

③ 肉苁蓉芡实兔肉汤

精选材料:兔肉 100 克,肉苁蓉、芡实各30克。

制作步骤:①兔肉洗净,斩件;肉苁蓉略泡,切片;芡实洗净,清水泡半小时。②把全部用料放入锅内,加清水适量,武火煮沸后,文火煲 1~2 小时,调味供用。

食用方法:随餐食用,用量自愿。

④ 木瓜芡实枸杞汤

精选材料:木瓜 900 克,芡实 40 克,枸杞子(泡软)2 汤匙,银耳 20 克,瘦肉 200 克,盐适量。

制作步骤:①银耳用水泡 20 分钟,冲洗干净,然后剪碎;木瓜去皮、去核后切厚块;芡实洗干净;瘦肉洗干净,汆烫后再冲洗干净。②煲滚适量水,下木瓜、芡实、银耳和瘦肉,水滚后改慢火煲约 2 小时,放入枸杞子再滚 10 分钟,下盐调味即成。

食用方法:随餐食用,用量自愿。

【健康红绿灯】

1. 芡实无论是生食还是熟食,一次切忌食之过多,否则会难以消化。

2. 腹胀的人应禁吃芡实。

(二) 扁豆营养餐

推荐理由:扁豆的营养成分非常丰富,主治脾胃虚热,呕逆,霍乱吐泻,暑湿或脾虚泄泻,烦渴,酒醉呕吐,妇女白带过多。

① 番茄烤扁豆

精选材料:扁豆 500 克,洋葱 60 克,西红柿汁 50 克,芹菜 30 克,白兰地酒 30 克,红葡萄酒 30 克,盐 10 克,胡椒面、辣酱油少许,香叶 1 片,蒜、丁香、盐各适量,黄油 60 克。

制作步骤:①将扁豆择去筋洗净,切成斜片,用沸水烫至八成熟,然后用凉水泡凉,控干水分待用。②将洋葱洗净切成碎末,蒜切碎。③用煎盘烧融黄油,下入葱末炒到香味很大且呈金黄色时,加入西红柿汁、芹菜、香叶、丁香、翻炒几下,放入扁豆一起再炒几下。④加入白兰地、红葡萄酒、盐、胡椒面和蒜末,最后放少许辣酱油调味后,淋点植物油即成。

食用方法:随餐食用,用量自愿。

② 扁豆木瓜饭

精选材料:白扁豆粒 50 克,木瓜 30 克。

制作步骤:白扁豆粒用温开水泡发。木瓜切片,与扁豆同入砂锅,加水浓

煎 2 次,合并 2 次滤液,白扁豆及木瓜片留取。

食用方法:早晚服用或作点心服食。

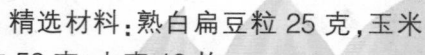

3 扁豆玉米粥

精选材料:熟白扁豆粒 25 克,玉米粉末 50 克,大枣 10 枚。

制作步骤:将熟扁豆粒、玉米粉末、熟大枣用水清洗干净,再放入水锅中,用小火熬煮熟。

食用方法:早晚服用或作点心服食。

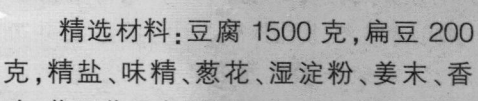

4 豆腐烧扁豆

精选材料:豆腐 1500 克,扁豆 200 克,精盐、味精、葱花、湿淀粉、姜末、香油、黄豆芽汤各适量。

制作步骤:①将扁豆撕去老筋,洗净,切片,放在沸水锅里焯透捞出,放在凉水里投凉,沥净水备用;豆腐切成小块。②炒锅内放香油烧热,下豆腐块煎至两面呈金黄色时出锅。③锅内留少量底油,下葱、姜煸香,放入黄豆芽汤、精盐、豆腐块、扁豆片一起烧至豆腐入味,

加入味精烧一会,用湿淀粉勾芡,淋入香油出锅即成。

食用方法:随餐食用,用量自愿。

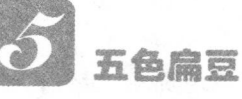

5 五色扁豆

精选材料:扁豆 350 克,黄瓜、青豆各 50 克,胡萝卜、香菇各 75 克,葱白、香油、花椒、植物油、盐、味精各适量。

制作步骤:①将扁豆择洗干净;水发香菇去蒂,洗净;黄瓜、胡萝卜、葱白切成丁。②花椒放入热油内炸出花椒油待用;青豆煮熟。③将扁豆、胡萝卜丁、水发香菇放入沸水锅内烫一下,再用凉开水过凉,沥净水分备用。④将扁豆、胡萝卜丁、熟青豆、黄瓜丁、水发香菇、葱白丁放入盘内,加入精盐、味精、香油、花椒油拌匀,盛入盘内即成。

食用方法:随餐食用,用量自愿。

【健康红绿灯】

1. 最好把扁豆两头的尖及荚丝去掉,在水中浸泡 15 分钟,这样吃起来比较放心。

2. 东北油豆更需小心,因为这种"大粒扁豆"必须煮透才能去毒。

166

芡实是颇受欢迎的夏令食补品之一,在购买时要注意以下几方面:

 看产地

苏州是南芡的主产地,市郊的荡口、黄埭、渭塘一带所产的芡实早以"南塘鸡头米"之名享誉中外。

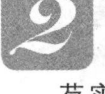 **观外观**

芡实的质地好坏首先要看外观色泽。色泽白亮的,形状圆整的,一般质地比较糯;外观虽然较白但光泽不足,或颜色中带黄则可能是陈货,其质地也是梗性。

 看外形

挑选芡实除了看色泽外,还要看形状,颗粒要圆整,大小均匀,干燥,否则易霉变。鉴别是否干燥可以用口咬来鉴定,齿咬松脆易碎的干燥,略带韧性的则较潮。

 闻气味

如有硫黄味,则很可能是虫蛀后再加工的芡实。

粗粮健康又美容

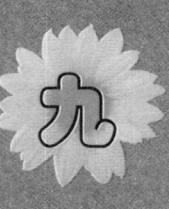

九

阳痿、早泄、遗精

说到 ED,会让男人很没面子,因为 ED 就是男性勃起功能障碍,是指阴茎不能达到或者维持勃起以满足性生活。阳痿、早泄、遗精等都属于 ED 的范畴。

男人是社会的中流砥柱,又是家庭的主心骨,而随着生产力的发达,人们所承受的精神压力也越来越大。特别是现代男人,当身心过度疲惫时,往往会导致他们"临门一脚"不行。然而,很多男同胞患了 ED 后,羞于治疗。

殊不知,性功能障碍不仅让男人很没面子,而且还影响到男人一生的幸福,有的甚至为此使婚姻陷入危机之中。因此,采取积极的治疗是非常必要的。对此,宜采用有补肾、固精、壮阳、安神作用的食物疗法,可取得事半功倍的效果。

健康 DIY——粗粮细吃

(一) 核桃营养餐

推荐理由:《本草纲目》中说核桃有"黑发,固精,治燥,调血之功"。核桃营养价值很高,在国外,人称"大力士食品"、"营养丰富的坚果"、"益智果";在国内享有"万岁子"、"长寿果"、"养人之宝"的美称。

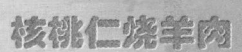
核桃仁烧羊肉

精选材料:核桃仁 150 克,羊肉 300 克,鸡蛋 100 克,面粉 15 克,细盐、料酒、味精、姜汁各少许,食油 75 克。

制作步骤:①将羊肉切成 0.3 厘米厚的片,放入碗内,加细盐、料酒、味精、姜汁调匀,腌片刻。②核桃仁用开水冲一下,把水倒出,再用开水冲一次,稍焖一会,再把水倒出,变软后用竹签剥净皮,剁成末放入盘内。③鸡蛋打散放入碗内搅匀,羊肉全部蘸上一层薄面粉,

再蘸匀蛋汁,放入盛有核桃仁末的盘内,两面蘸匀,用手拍一拍放入盘内。④锅内放油,上火烧至五、六成热,将核桃羊肉入油锅浸炸,轻轻搅动,炸 2~3 分钟,熟透捞出,盛盘食用。

食用方法:随餐食用。

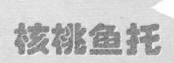
核桃鱼托

精选材料:鱼肉 200 克,刀切馒头 200 克,核桃肉 100 克,香菜 15 克,葱姜末 1 克,干淀粉 15 克,细盐 3 克,花生油 500 克,鸡蛋 3 个,黄酒 15 克,味精 2 克。

制作步骤:①将鱼肉去皮去骨,用刀斩成细茸,放在碗里,加盐、蛋清、酒、味精、葱姜末、干淀粉,拌匀上劲,制成鱼馅。②将核桃肉放在碗内,加沸水浸泡 5 分钟后取出,用小竹签刮去其外皮,吹干水分,放入温油锅中炸熟。③刀切馒头切成长方片,在每一片的上面涂

一层鱼馅,馅上加 1 块核桃肉、1 叶香菜,制成生坯鱼托。④锅内放花生油,烧至五成热时,将鱼托逐一放入锅内炸,并用筷子不断地翻动,至鱼托被炸熟,呈金黄色后,捞出装盆。

食用方法:随餐食用。

 ## 桂花核桃冻

精选材料:糖桂花 5 克,核桃仁 250 克,石花菜 15 克,奶油 109 克,白糖 50 克,菠萝蜜 10 克。

制作步骤:①将核桃仁加水磨成浆;炒锅置火上,加清水 250 克和石花菜烧至溶化,加入白糖拌匀。②将核桃仁浆和石花菜、白糖汁混合拌匀,放入奶油和匀后置火上加热至沸出锅,倒入铝盒内,待冷后放入冰箱冷冻。③冻好后,用刀划成菱形块入盘撒上桂花、菠萝蜜,浇上冷甜汁或汤水即可。

食用方法:随餐食用,用量自愿。

枣泥核桃酪

精选材料:核桃仁、江米、小枣、冰糖各适量。

制作步骤:①将核桃仁用沸水泡片刻,去净外衣;江米泡一个小时备用。②将核桃、江米、小枣一起放入粉碎机中,加适量清水,粉碎成糊,加少许水再粉碎一次。③坐锅点火倒入水,放入冰糖,待糖溶化后倒入粉碎好的糊,熬至汤汁

黏稠即成。

食用方法:随餐食用,用量自愿。

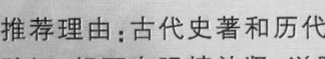
【健康红绿灯】

1. 核桃含有较多油脂,所以不宜多食,会影响消化,多食易致腹泻。

2. 吃核桃是不能喝酒的,因为核桃性热,多食生痰动火,而白酒也属甘辛大热,二者同食,易致血热。特别是有咯血宿疾的人,更应禁忌。

3. 正在上火、腹泻的人不宜吃核桃。

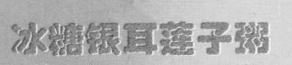
(二) 银耳营养餐

推荐理由:古代史著和历代医学家通过验证,银耳有强精补肾,滋阴润肺,生津止咳,清润益胃,补气和血,强心壮身,补脑提神之功效。

冰糖银耳莲子粥

精选材料:莲子,百合,枸杞,银耳,冰糖各适量。

制作步骤:①莲子和百合提前 3 小时以上泡温水,莲子的时间最好再长些;银耳提前 20 分钟泡上就可以了;枸杞子用热水闷泡 10 分钟。②将泡好的银耳去黄色的蒂撕成小朵,莲子去芯,与银耳一同入锅。由于熬的时间很长,所以最好水多一些。③开火,先从中火先开始,熬开之后加一部分冰糖进去,然后转成小火,盖上盖子,一直煲 40 分

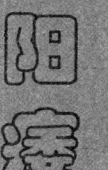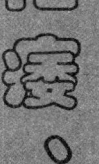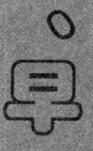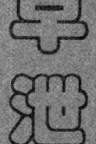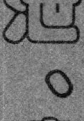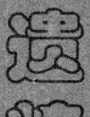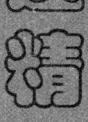

九 阳痿·早泄·遗精

钟。④将泡好的百合、枸杞和余下的冰糖一起放入锅内,搅拌着熬,10分钟后,糖汁黏稠银耳软烂,关火,盛入碗内。

食用方法:早晚服用或作点心服食。

 **香蕉百合银耳羹**

精选材料:干银耳15克,鲜百合120克,香蕉2根,枸杞5克,冰糖100克,水3杯。

制作步骤:①干银耳泡水2小时,拣去老蒂及杂质后撕成小朵,加水4杯入蒸笼蒸半个小时取出备用。②新鲜百合剥开洗净去老蒂。香蕉洗净去皮,切成0.3厘米小片。③将所有材料放入炖盅中,加调味料入蒸笼蒸半个小时即可。

食用方法:早晚服用或作点心服食。

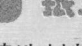 **银耳鸡蛋羹**

精选材料:银耳10克,鸡蛋1个,冰糖60克,香油适量。

制作步骤:①水发银耳摘去蒂头,拣去杂质,漂洗洁净,加水适量,急火煮沸改用文火煮熟,至银耳酥烂,加入冰糖,搅拌至溶化。②鸡蛋取蛋清加少许水搅匀后入锅中,再以文火煮沸,出锅前加入香油少许即成。

食用方法:早晚服用或作点心服食。

 **银耳木瓜羹**

精选材料:木瓜一颗,银耳,枸杞,小枣,莲子,冰糖各适量。

制作步骤:①莲子用凉水浸泡半小时;银耳、枸杞泡发;小枣和木瓜洗净。②用水果刀在木瓜上方轻轻刻一个圈,沿圈将木瓜刻出来一个盖子的形状。③将刻下的盖子去掉,掏尽木瓜籽,用挖球器在木瓜里挖出一些果肉,或者用水果刀削出一些。④冰糖、莲子在锅中煮半个小时后加入银耳,再煮大约十分钟后,将锅中汤盛入木瓜中,再放入小枣、枸杞。⑤木瓜在蒸锅中蒸15分钟,一份造型漂亮的银耳木瓜羹就做成了,味道十分清甜滑爽。

食用方法:早晚服用或作点心服食。

【健康红绿灯】

1. 一般人群均可食用银耳,尤其适合阴虚火旺、老年慢性支气管炎、肺源性心脏病、免疫力低下、体质虚弱、内火旺盛、肺燥干咳、胃炎、大便秘结的患者食用。

2. 银耳对阴虚火旺不受参茸等温热滋补的病人是一种良好的补品。

温馨小提示：核桃精挑细选法

挑选核桃以个大圆整，壳薄白净，出仁率高，干燥，桃仁片张大，色泽白净，含油量高者为佳。如果核桃放在手里轻飘飘的没有分量，多数为没有熟，也就是六成熟。

核桃的果仁丰满为上，干瘪为次；

仁衣色泽以黄白为上，暗黄为次，褐黄更次，带深褐斑纹的"虎皮核桃"质量也不好。仁衣泛油则是变质的表现，仁肉白净新鲜为上，有油迹"菊花心"的为次；籽仁全部泛油，黏手，黑褐，哈喇味的已严重变质。

粗粮健康又美容

整天愁眉苦脸,看什么都不顺眼,做什么都没兴趣,明明很累、很困,可躺到床上又辗转难眠,遇到一点小事,就大发雷霆,与同事的关系如履薄冰……这是很多都市白领的真实写照。目前,白领们的身心正变得相当脆弱,难沟通、忧愁、暴躁等现象不断凸显,难道这就是人们常说的"心灵感冒"——抑郁症吗?

在医学界有这样一种说法,19世纪是传染病时代,20世纪是躯体疾病时代,而21世纪则是心理疾病时代。抑郁症作为心理疾病之一,早已不鲜见,在白领阶层的发生也非常普遍。

可很多人却把患上抑郁症看成是一种不光彩的事情,遮遮掩掩,害怕被别人称为"疯子"。其实,精神病与其他疾病一样,都是人体某一器官或系统发生了不正常的变化,就像患感冒那样是很自然的事。

对待抑郁症我们应该有正确的认识,采取积极的治疗措施,还应从饮食中多摄取一些能起镇静和安慰神经作用的食物。薯类、谷类、全麦类食品,都是典型的抗抑郁食物。多吃,多快乐,让你时刻保持好心情!

健康 DIY——粗粮细吃

（一） 绿豆营养餐

推荐理由:绿豆不但具有良好的营养价值,还具有非常好的药用价值,有"济世之良谷"的说法。在炎炎夏日,绿豆更是老百姓最喜欢的消暑饮料。绿豆中所含蛋白质、磷脂均有兴奋神经,增进食欲的功能。

1 枸杞绿豆芽

精选材料:绿豆芽200克,枸杞4克,胡萝卜50克,低钠盐、糖各适量。

制作步骤:①枸杞泡水洗净,放入开水中泡软;绿豆芽洗净、去除头尾;胡萝卜洗净、去皮,切成丝。②锅中放入2小匙油烧热,放入胡萝卜、绿豆芽略炒,再加入调料拌匀,最后加入枸杞快炒,即可盛出。

食用方法:适量食用。

2 凉冻绿豆肘

精选材料:猪肘子2000克,绿豆800克。

制作步骤:①把猪肘刮洗干净,绿豆淘洗干净。②用砂锅盛上清水2千克放旺火上烧开,加入绿豆和肘子,用文火慢慢煮,待肘子快熟时捞出。③把将熟的肘子(皮向下)放在碗里,把葱、姜、盐等放在上面,再倒入捞出绿豆的原汤,上笼屉用旺火蒸烂,拣去葱、姜,滗去原汤。④撇掉原汤上的浮油,过箩后,再倒回盛肘子的碗里,然后把它晾凉。⑤把凉肘子连汤放入冰箱,待凝冻后取出,用时将肘子切成薄片,摆在盘内即可上桌。

食用方法:适量食用。

 绿豆蜜汁膏

精选材料:绿豆 100 克,粳米 100 克,糯米 100 克,杏仁 50 克,金银花 100 克,蜂蜜 200 克。

制作步骤:①绿豆洗净,用清水浸泡 1 小时;杏仁洗净用开水泡 20 分钟后,剥去仁皮,用粉碎机粉碎;粳米、糯米洗净,用清水浸泡 1 小时后,用粉碎机粉碎;金银花洗净,用开水浸泡 1 小时,捞出花用其汁。②锅置火上,放入绿豆,注入 700 克清水,煮沸后用小火将绿豆煮至脱皮,捞除绿豆皮。③在绿豆汤中倒入杏仁粉、米粉和金银花汁,不断地搅动,煮沸后加入蜂蜜,待绿豆米糊浓稠熟透,离火放凉,倒入平盘中,放入冰箱凉透即成。

食用方法:适量食用。

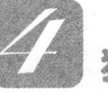 猪肝绿豆粥

精选材料:粳米 100 克,猪肝 150 克,绿豆 50 克,大葱 3 克,料酒 5 克,盐 2 克,味精 1 克,香油 4 克。

制作步骤:①将猪肝洗净,切成薄片,放入碗内,加入料酒、葱末、盐拌腌。②绿豆淘洗干净,用冷水浸泡 3 小时;粳米淘洗干净,用冷水浸泡半小时,各自捞出,沥干水分。③锅中加入约 1500 毫升冷水,加入绿豆,用旺火煮沸后,加入粳米,搅拌几下,再改用小火熬煮,粥将成时加入猪肝片,用旺火煮两三沸,以盐、味精调味,淋上香油,即可盛起食用。

食用方法:每天早、晚分食。

 绿豆竹叶粥

精选材料:粳米 100 克,绿豆 30 克,荷叶 10 克,水竹叶 10 克,金银花 5 克,冰糖 15 克。

制作步骤:①先将鲜荷叶、鲜竹叶用冷水洗净,放入锅内。②锅内加入适量冷水,煮开,去渣取汁;绿豆、粳米淘洗干净,用冷水浸泡发胀,放入锅中,加入约 1500 毫升冷水。③用旺火煮沸后放入金银花及竹叶、荷叶汁,改用小火缓熬至粥熟。④粥内调入冰糖,搅拌均匀,即可盛起食用。

食用方法:每天早、晚分食。

6 奶油绿豆沙(红豆沙)

精选材料:绿豆 350 克,炼乳(甜,罐头)150 克

制作步骤:①将绿豆洗净,和水一

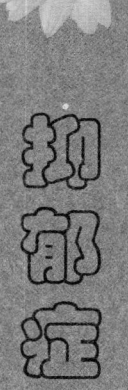

抑郁症

同置高压锅内,盖好锅盖,不加限压阀,上汽后小火熬半小时。②再用大火、上阀,片刻改小火,15分钟后关火(这样熬绿豆会开花化成沙状)。③食时将炼乳适量放入豆沙汤中,搅拌后即可食用。

食用方法:每天早、晚分食。

【健康红绿灯】

1. 绿豆不宜煮得过烂,以免使有机酸和维生素遭到破坏,降低清热解毒功效。

2. 寒证的人不要多吃绿豆。

3. 服药时,特别是服温补药时不要吃绿豆食品,以免降低药效。

(二) 香椿营养餐

推荐理由:早在汉代,香椿就曾与荔枝一样作为贡品,深受皇上及宫廷贵人的厚爱。香椿不仅营养丰富,经常食用还可使人心情愉悦。香椿是时令名品,含香椿素等挥发性芳香族有机物,可健脾开胃,增加食欲。

 **香椿牛肉丝**

精选材料:鲜香椿250克,黄牛后腿肉200克,生姜3克,生粉10克,植物油、黄酒、精盐、白糖、麻油、味精各适量。

制作步骤:①鲜香椿除去老叶、黑叶后,撕成5~6厘米长,洗净,沥干。②牛肉剔去筋膜,逆其丝缕切成细丝,挤

干血水,加上黄酒、精盐、白糖和适量水,顺一个方向搅打透,见水分已被肉丝吸收,再加少许水再搅,并加入水生粉,搅拌至上劲,放入冰箱冷藏1小时左右。③植物油100克,烧熟后降温至六成热,爆香姜片,牛肉丝拌入少许精制油后,倒入油中划散,见肉丝泛色,倒入漏勺沥干油。④锅中留余油50克,烧至七成热,投入香椿,随即加入精盐、白糖,用旺火急炒,见菜泛碧绿色,倒入牛肉丝炒匀,调入味精,淋上麻油起锅。

食用方法:适量食用。

2 酥皮香椿

精选材料:香椿、盐、淀粉、食用油、花椒盐、鸡精、鸡蛋、面粉各适量。

制作步骤:①将香椿洗净晾干,用盐水稍腌大约10~20分钟即可,挤去水分撒上一层干淀粉。②将鸡蛋去清留黄加入面粉、干淀粉和适量的水搅拌成糊,再加入食用油拌匀后即成酥皮糊。③坐锅点火放油,油五、六成热时,将香椿逐个粘上糊,放入锅内炸至金黄色捞出装盘,食用时加上调料即可。

食用方法:当点心食用,用量自愿。

3 香椿滑蛋海鲜粒

精选材料:虾仁、香椿、鸡蛋、葱、姜、盐、醋、料酒、鸡精、蜂蜜各适量。

制作步骤:①将香椿过水烫熟切成

小段放入盘中;虾仁放入鸡蛋中,加入葱花、盐、料酒、鸡精搅拌均匀。②坐锅点火倒入油,放入鸡蛋虾仁炒熟,取出放在香椿上,食用时搭配用姜末、醋、蜂蜜调成的汁即可。

食用方法:适量食用。

 ### 4 煎香椿饼

精选材料:面粉 500 克,香椿芽 250 克,鸡蛋 4 个,葱花 10 克,精盐 5 克,味精 2 克,香油 5 克,植物油 100 克。

制作步骤:①将香椿芽择洗干净,入开水中焯后切碎,放入一碗内,磕入鸡蛋,放入精盐、味精搅匀待用。②油锅上火烧热,下入葱花炸香,倒入香椿鸡蛋,炒熟铲碎,淋入香油搅匀成馅。③面

粉入盆内,加适量清水和成稍软一点的面团,揉匀,分成 10 等份。将鸡蛋香椿馅分成 10 等份,分别包入面剂子中,按扁成 0.5 厘米厚的圆饼状。④平底锅上火,刷一层底油,放上饼坯,煎至一面呈金黄色后,再翻转煎另一面,直至煎熟,逐个煎完即成。

食用方法:早晚服用或作点心服食。

【健康红绿灯】

1. 如果香椿芽已经不够新鲜,那么不妨焯烫一下。在沸水中焯烫 1 分钟左右,可以除去三分之二以上的亚硝酸盐和硝酸盐。

2. 香椿为发物,多食易诱使痼疾复发,故慢性疾病患者应少食或者不食。

温馨小提示:绿豆、香椿的挑选

绿豆大小匀称,没有瘪的、长虫眼的,差不多就是好的绿豆。如果量多,把它放在盆里左右摇动或圆周形摇动,把上层的去掉,下面通常都是好的。因为坏掉的豆子分量轻,经摇动会都跑到上层的。

香椿选购时应挑选枝叶呈红色、短

壮肥嫩、香味浓厚、无老枝叶、长度在 10 厘米以内为佳。最新鲜的香椿芽为佳品。还可以用手指甲掐一掐根,一掐就断为嫩,掐不动为老。如果想长期保存,可以用开水略烫一下,用细盐搓一搓,装在小塑料袋内入冰箱冷冻室内,随取随用,终年可食。

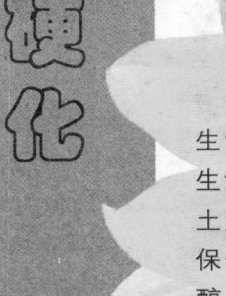

十
一
　
动
脉
硬
化

生活水平提高了,"富贵病"也接踵而来,动脉硬化就是其中之一。这一向被认为是老年病的疾病,现在在中青年身上也时有发生,主要有两大原因。

首先,运动太少了,坐在办公室里,有了电脑就可以天南海北谈业务,再也无需鞍马劳顿,长此以往,我们的血管就不再年轻,而是变得脆弱,不堪一击。

还有就是吃得太好,人体摄入的营养太多,就可能影响血浆脂类和动脉壁成分,使动脉管壁增厚、变硬,失去弹性、管腔狭小。看来,吃得太好、太多,也未必是好事,未必是福气呀!

防治动脉硬化,首先就要多运动。生命在于运动,要想健康,就开始你的运动计划吧。其次,吃得合理,吃得科学。应该多吃低盐、低脂、低糖饮食,多食用高纤维、高维生素饮食。比如土豆、蚕豆,它们可以降低血液中胆固醇的含量,防止动脉硬化。

健康DIY——粗粮细吃

(一)　土豆营养餐

推荐理由:土豆含有的蛋白质和维生素C,是苹果的10倍,维生素 B_1、维生素 B_2、铁和磷含量也比苹果高得多。土豆中的维生素C除对大脑细胞具有保健作用外,还能降低血液中的胆固醇,使血管有弹性,从而防止动脉硬化。

1　川味土豆烧小排

精选材料:猪排骨 300 克,土豆 500 克,豆瓣酱 2 大匙(30 毫升),酱油 2 大匙(30 毫升),料酒 1 大匙(15 毫升),姜末、大料、花椒、糖、盐、油各适量。

制作步骤:①将剁成小块的猪排骨用沸水焯变色,洗去血沫待用;豆瓣酱剁碎待用;土豆去皮切成小块,用清水浸泡片刻,除去表面淀粉。②锅中放入 1 大匙油烧热, 将土豆放入煎至金黄,盛出待用。③炒锅烧热,放入 2 大匙油,放入焯过水的排骨炒至金黄;放入剁碎的豆瓣酱和姜末炒匀,炒出香味;加入酱油、料酒炒匀。④加入适量开水(没过排骨),烧开,加入大料和花椒;加盖转小火烧 20 分钟至排骨酥烂。⑤加入煎黄的土豆块,烧 5 分钟至汤汁收干,用盐、糖调味即可。

食用方法:随餐食用,用量自愿。

2　青椒土豆丝

精选材料:两个中个的土豆刨丝、一只青椒切丝。

制作步骤:①土豆刨好丝后泡入水中并加入少量盐。放水中可以防止土豆丝变色,加盐在炒制的过程中,就算多炒下也能保持土豆丝的脆爽。②锅烧热，加油，放入青椒丝翻炒片刻。③然后从水中捞出土豆丝入锅翻炒至熟，加盐、鸡精即可。

食用方法：随餐食用，用量自愿。

 ### 西红柿土豆汤

精选材料：西红柿，土豆（削皮），小香葱，食用油。

制作步骤：①先把锅中加入一定量的清水，然后切几片（可根据个人口味或多或少）带皮的姜片放入锅中煮。②接着，将提前削好皮的土豆切片（土豆片的厚薄没有关系），放入锅中煮。为使土豆能快速煮熟，秘诀就是要在锅中加几滴食用油。在煮土豆的空隙，将洗好的西红柿切块备用；把小香葱切小段备用。③土豆煮到5分钟以后，等到土豆片用小勺一压就碎时加入西红柿块和小香葱段，大约煮3分钟，最后加入适量的盐和鸡精，出锅。

食用方法：随餐食用。

 ### 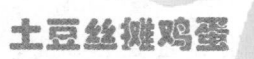 土豆丝摊鸡蛋

精选材料：鸡蛋，土豆，精盐，味精，胡椒粉。

制作步骤：①将土豆去皮切成细丝，用水洗一下后放入大碗中，打入两三个鸡蛋，用筷子将鸡蛋和土豆丝打匀。②将平底锅烧热放油，把搅好的蛋糊平摊在锅内，两面煎黄，土豆丝熟透后出锅装盘，薄薄地撒上精盐、味精、胡椒粉即可。

食用方法：随餐食用。

 ### 土豆烧排骨

精选材料：排骨300克，土豆500克，豆瓣酱、大料、花椒、料酒、冰糖、姜各适量。

制作步骤：①锅中盛半锅水，放入一粒大料、六颗花椒、一小块拍松的姜，烧开。②将洗净的排骨放入，倒入少许料酒，焯净血水后捞出，洗净；锅中放入少许油，放入一中勺豆瓣酱、一粒大料、六颗花椒、一小块拍松的姜、极少量冰糖，炒香，放入排骨同炒约3分钟。③将炒香的排骨加入高汤（清水亦可）中，高度以稍稍漫过排骨为宜，烧开后转小火煮30分钟；抽排骨小火慢炖的空隙，洗净土豆，削皮切成排骨大小的滚刀块，放入凉水中浸泡洗净。④待排骨炖30分钟后放入洗净沥干水的土豆，中小火煮20分钟即可。因豆瓣酱是咸的，所以不需放盐了，直接装盘盛出。

食用方法：随餐食用。

 ### 香酥土豆丸

精选材料：土豆，盐，花椒粉，葱花，鸡精，黄油，面糊（鸡蛋1只、面粉少许调成的糊）。

制作步骤:①土豆用高压锅蒸软,剥掉皮。把蒸好的土豆捣成泥,加入盐、花椒粉、葱花、鸡精、黄油,拌匀。②把拌匀的土豆泥(先尝一下味够不够),捏成一个个丸子。③把土豆丸子一个个滚上层蛋糊,入油锅炸至金黄,捞出装盘。

食用方法:随餐食用,用量自愿。

【健康红绿灯】

1. 绿皮土豆其生物碱毒性大大高于土豆芽眼窝的毒素。

2. 土豆能改善肠胃功能,对胃溃疡、十二指肠溃疡、慢性胆囊炎、痔疮引起的便秘均有一定的疗效。

(二)　蚕豆营养餐

推荐理由:蚕豆中的蛋白质不含有胆固醇,可以提高食品的营养价值,预防心血管疾病;蚕豆中的钙,有利于骨骼对钙的吸收与钙化,能促进骨骼的生长发育;蚕豆中的维生素 C 可延缓动脉硬化;蚕豆皮中的膳食纤维有降低胆固醇、促进肠蠕动的作用。

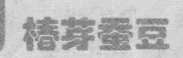 椿芽蚕豆

精选材料:蚕豆 500 克,香椿 50 克,盐 10 克,味精 2 克,酱油 15 克,香油 25 克。

制作步骤:①从蚕豆荚中剥出蚕豆,再剥去蚕豆皮取出豆瓣。②蚕豆放入沸水锅中氽断生捞出;香椿洗净,放入沸水锅中稍烫即捞出,抖散晾凉后切成细末。③将精盐、香油、味精、酱油兑成汁,放入蚕豆瓣、椿芽末搅拌均匀即可装盘食用。

食用方法:随餐食用。

 炒什锦蚕豆

精选材料:蚕豆 200 克,胡萝卜、荸荠、黄瓜、土豆、水发木耳、豆腐干各 25 克,香葱 1 棵,生姜 1 小块,淀粉适量,食用油 30 克,高汤适量,料酒 2 小匙,精盐 1 小匙,白糖 1/2 小匙,味精 1/2 小匙。

制作步骤:①将蚕豆洗净;胡萝卜、荸荠、黄瓜、土豆、豆腐干切丁;木耳撕片,放入沸水中略焯,然后用凉水冲一下;葱、姜切末。②锅内倒油,油热后放葱姜末煸炒出香味,再放入蚕豆及各种原料同炒,然后加料酒、精盐、味精、白糖及高汤,烧开后用水淀粉勾芡即可。

食用方法:用量自愿。

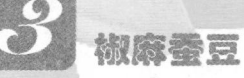 椒麻蚕豆

精选材料:蚕豆 200 克,花椒 25 克,辣椒 25 克,姜、香葱、蒜、酱油、醋、白糖、盐、味精、香油各适量。

制作步骤:①将蚕豆洗净放入铁锅炒熟、炒香至金黄色,然后加水煮半小时,此时蚕豆变软捞出装盘;将蒜、葱、姜切碎。②辣椒切丝后放入小碗中加水

浸泡 5 分钟后捞起(用水浸泡后的辣椒炸时不煳,而且颜色红亮);再将铁锅烧热放入香油,烧至七成热时放入备好的辣椒丝,待有辣香味时起锅,待用。③将花椒炒熟冷却打成花椒粉子待用;将备好的香葱、蒜、酱油、醋、白糖、盐、味精、香油等放入蚕豆盘里,喜欢麻辣的可多放些拌匀即可装盘上桌。

食用方法:用量自愿。

 **花蚕豆**

精选材料:蚕豆、粗盐、糖精、精盐、五香粉适量。

制作步骤:①选择完整、成熟的蚕豆、洗净,沥干。②将清水煮沸,再把粗盐,糖精放入沸水中,搅拌均匀;再把选好的蚕豆倒入沸水中,加盖,在热水中浸泡 6 小时后捞出沥干。③在每粒蚕豆的上方纵、横各剪一刀,刀口的长度是蚕豆全长的 1/3,剪后晾干备用。④再把精盐、五香粉放到锅里,在文火中稍炒后研碎备用。⑤将花生油放入铁锅里用急火烧沸,将剪好的蚕豆放入锅内油炸,并不断翻动,炸至蚕豆壳呈酱紫色,豆瓣开花时捞出,沥去油,撒上已炒过的精盐、五香粉,拌匀即可。

食用方法:用量自愿。

【健康红绿灯】

1.蚕豆一次不可多吃,以防胀肚伤脾胃。

2.蚕豆性滞,不可生吃,应将生蚕豆多次浸泡或焯水后再进行烹制。

温馨小提示:蚕豆的挑选

蚕豆按其子粒的大小可分为大粒蚕豆、中粒蚕豆、小粒蚕豆三种类型。大粒蚕豆宽而扁平,以四川、青海产的大白蚕豆为好, 常作粮食或蔬菜食用;中粒蚕豆呈扁椭圆形;小粒蚕豆近圆形或椭圆形,品质较差,多作为畜禽饲料或绿肥作物。购买蚕豆时,以新鲜绿皮,豆厚耳坚为好,如果蚕豆实且变黑色的就是劣质品。

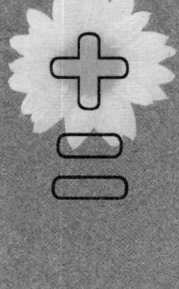

十二 冠心病

时常在报纸、电视上看到一些商界名流、演艺界明星和科技界精英因冠心病而离世，令人惋惜。近几年来，一些高收入的白领，已逐渐成为冠心病的高危人群，其发病率和死亡率明显高于其他人群。

为什么白领冠心病发病率如此之高？这与工作紧张、压力大、应酬多、饮食不注意、活动少，以及人们对冠心病预防不重视有关。改变饮食习惯是预防冠心病最为简单可行的方法。

现代人摄取的脂肪过多，导致肥胖，而肥胖又是冠心病的高危因素。研究还发现，人体缺乏铬、铜、锌、锂、硅等微量元素，就可诱发冠心病，而粗粮中含有大量的蛋白质、糖、多种维生素、矿物质和粗的纤维素，对防治冠心病有重要作用。因此要养成多吃玉米、黄豆等粗粮的习惯。

健康 DIY——粗粮细吃

（一）玉米营养餐

推荐理由：玉米是世界公认的"黄金作物"。其纤维素含量比精米、精面粉高 4~10 倍，可加速肠部蠕动，排除大肠癌的因子，降低胆固醇吸收，预防冠心病。玉米还能吸收人体的一部分葡萄糖，对糖尿病有缓解作用。

1 玉米粥

精选材料：取玉米 3 个，白果 50 个，猪肚 1 个，生姜 3 片。

制作步骤：①先将玉米洗净，连衣、须切成段状；白果去壳、去衣，洗净；猪肚冲洗后翻转，用刀刮去脏杂，以生粉反复抓洗，再用水冲干净。②将①与生姜一起放入瓦煲内，加入清水 3000 毫升，武火煮沸后，再改文火煲 2.5 小时。

③调入适量食盐及香油，即可食用。

食用方法：早晚服用或作点心服食。

2 奶香玉米

精选材料：牛奶 250 毫升，嫩玉米 1 根，黄油 5 克，白砂糖 5 克。

制作步骤：①嫩玉米剥去外皮，切成小圆段，再切成两半。②将牛奶、玉米小段、黄油和白砂糖倒入锅中，大火烧沸，再转为小火慢慢煮制 10 分钟即可。

食用方法：作点心服食。

3 缤纷玉米羹

精选材料：玉米粒 100 克，火腿 30 克，香菇 3 朵，速冻豌豆 50 克，鸡蛋 1 个，胡萝卜 1 根，水淀粉、盐、胡椒粉、香油各适量。

制作步骤：①香菇洗净去蒂，与火腿一起切成丝；胡萝卜去皮切小丁。②豌豆放入碗中，倒入适量清水化冻；鸡蛋磕入碗中搅成蛋液。③锅中倒入适量热水，大火烧沸后将玉米粒、火腿丝、香菇丝、胡萝卜丁和豌豆放入，转小火慢煮 10 分钟，然后倒入水淀粉，改大火再次烧沸后将鸡蛋液淋入，最后调入盐、胡椒粉和香油即可。

食用方法：作点心服食。

4 三丁玉米

精选材料：玉米粒 1 碗，青豆 40 克，泡开香菇 2 朵，胡萝卜丁 40 克，盐、高汤、糖、淀粉水、香油各适量。

制作步骤：①将玉米粒、胡萝卜丁、青豆用开水汆烫。②锅热加入 2 碗油烧到中温，将所有材料下锅过油捞起。③锅内留油 1 汤匙，倒入材料及调味料翻炒均匀，加入淀粉水勾芡，淋上香油盛于盘中即成。

食用方法：随餐食用，用量自愿。

5 玉米排骨煲

精选材料：玉米 1 根，肋排 500 克，胡萝卜 1 根，芹菜 1 根，姜 2 片，八角、大葱段、香叶、盐、胡椒粉、枸杞各适量。

制作步骤：①玉米剥去外皮洗净，再切成 2 厘米宽的小段；肋排洗净斩成

5 厘米长的小段；胡萝卜去皮，切成薄片；芹菜洗净切成 5 厘米长的小段。②锅中放入适量热水，烧沸后将肋排放入，大火焯 2 分钟去除血沫，然后取出用清水反复冲洗干净。③将肋排、大葱段、姜片、八角、香叶和枸杞一起放入汤煲中，再倒入适量热水，大火烧沸后转小火加盖慢慢煲制 30 分钟，然后放入玉米段、胡萝卜片和芹菜段，再继续煲煮 15 分钟，最后调入盐和胡椒粉即可。

食用方法：随餐食用，用量自愿。

6 玉米饼

精选材料：玉米面粉 200 克，面粉 100 克，甜玉米粒一碗，酵母粉 5 克(1 小勺)，白糖适量，鸡蛋 1 只。

制作步骤：①将玉米面和白面，白糖放入盆内搅匀。②用干酵母 5 克，加温水适量(30~35℃)，溶化后，倒入面粉盆内。③放鸡蛋、甜玉米粒用筷子搅拌至面粉成黏稠糊状，放置在温暖处 40 分钟至 1 小时，使玉米面充分发酵。④不粘锅(平底)放置火上擦干锅(不放油)，小火，锅热后，将汤勺用清水涮一下以防面粘勺，舀一汤勺发酵好的玉米面，堆入锅内。⑤等面糊底干了成型了，加两勺冷水盖上锅盖，烙 3~4 分钟，等锅里水炕干，玉米饼底变脆即可。饼底炕得松脆，饼面金黄，切开来里面还有甜甜的玉米粒。

食用方法：早晚服用或作点心

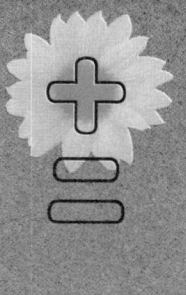

服食。

【健康红绿灯】

1. 煮玉米的时候,应该先加一点点碱。玉米中的烟酸不易被人体吸收,如果加点儿碱就可以把烟酸分解便于被人体吸收。

2. 煮玉米的时候最好带几片叶子,因为玉米叶子中含有一种成分叫多糖,有预防癌症的功效。

 **(二) 黄豆营养餐**

推荐理由:黄豆内含有一种脂肪物质叫亚油酸,能促进儿童的神经发育。亚油酸还具有降低血中胆固醇的作用,所以是预防高血压、冠心病、动脉硬化等疾病的良好食品。

 冬菇黄豆粥

精选材料:白菜 400 克, 黄豆 150克,粳米 100 克,水发冬菇 10 个,白果30 克,姜 2 片,盐适量。

制作步骤:①黄豆和白菜分别洗干净;白果去壳,放入滚水浸片刻,取出去衣、去心;粳米淘洗干净。②煲内加适量水,煮沸后下粳米、白果、黄豆、白菜、冬菇、姜片,再煮沸后改文火煲 2 小时,下盐调味即成。

食用方法:适量食用。

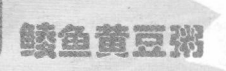 **黄豆小米粥**

精选材料:小米 100 克, 黄豆 50克,白糖 10 克。

制作步骤:①小米、黄豆分别磨碎,小米入盆中沉淀,滗去冷水,用开水调匀;黄豆过筛去渣。②锅中加入约 1500毫升冷水,烧沸后下入黄豆浆,再煮沸以后,下入小米,用小火慢慢熬煮。③见米烂豆熟时,加入白糖调味,搅拌均匀,即可盛起食用。

食用方法:适量食用。

 鲮鱼黄豆粥

精选材料:粳米 150 克, 鲮鱼(罐头)100 克,黄豆 50 克,豌豆粒 20 克,葱末 3 克,姜末 2 克,盐 1.5 克,味精、胡椒粉各适量。

制作步骤:①黄豆洗净,浸泡 3 小时,捞出,用沸水焯烫,除去豆腥味。②粳米洗净,用冷水浸泡 30 分钟,捞出,沥干水。③豌豆粒洗净,焯水烫透备用。④锅中放入粳米、黄豆和约 2000 毫升的冷水,上旺火煮沸,转小火慢煮 1 小时,待粥黏稠时,下入鲮鱼、豌豆粒及盐、味精、胡椒粉,搅拌均匀,撒上葱末、姜末,出锅装碗即可。

食用方法:适量食用。

肉类加工食品中很多都添加一定量的黄豆,也就是黄豆蛋白,不太适合长期食用黄豆者应该少吃或者不吃加工的肉食品。

温馨小提示:玉米的挑选

玉米营养价值高,尤其是那些优质的玉米,那么,我们该如何挑选优质的玉米呢?选购时应挑选苞大、籽粒饱满、排列紧密、软硬适中、老嫩适宜、质糯无虫者为佳。具体如下:

 **看玉米须子**

玉米的须子发干,颜色发黑,就是老一点的玉米;颜色相对比较浅的,呈深褐色的,就是嫩一点的玉米,有的可能还没有熟。

2 **看有无病虫**

外叶上若发现有黑色斑点,要将外叶掀开看看颗粒是否有虫蛀、腐烂。一般人认为,被虫子咬了的玉米甜,好吃,其实,这种遭受病虫害的玉米,最好少吃或者不吃。

 看是否发霉

都知道干玉米发霉了不能吃,因为玉米发霉了后就会产生一种致癌物质——黄曲霉素。新鲜的玉米也有这种发霉的情况,购买的时候一定要仔细挑选。

另外,市场上卖的好多玉米都是剥开的,如果发现这玉米的颗粒有些干瘪,那就说明这玉米不新鲜了,放的时间比较久,最好就不要购买。要挑9分熟、颗粒颜色油亮、无凹米的玉米最好吃;10分熟的颜色深,容易有凹米,水分和淀粉质都流失了。

粗粮健康又美容

高血压被称为"隐形杀手",这是因为高血压本身的症状并不明显,但是如果你不给它足够的关注,它就会演变成心脏及血管的病变,同时也是脑中风、心肌梗死、尿毒症等疾病的危险因子。

如今,这个"隐形杀手"离我们越来越近。现代社会生活节奏快、不健康的生活方式和肥胖都是导致它亲近我们的重要原因。由于大多数高血压患者前期没有什么症状,加上他们大都自恃年轻,总抱有侥幸心理,根本没意识到高血压也能降临到自己身上。

所以,预防高血压不只是老年人的事情,即使你正值壮年,也应该多多注意。对于中青年人来说,防治高血压最好的方法就是在家中开展有效的健康管理——饮食调理。多吃高粱、荞麦、荠菜、糙米、玉米等粗粮、杂粮,可以改善和提高锌、镉的比值,阻止动脉硬化,减少镉的积聚,有益于高血压的防治。

健康 DIY——粗粮细吃

(一)　高粱营养餐

推荐理由:高粱味甘性温,有健脾益胃的作用,长期食用能预防高血压。高粱穗、茜草、茶叶、红糖各 9 克,加水煎汤,代茶饮服,可治高血压。

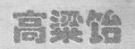

1 高粱饴

精选材料:白砂糖 550 克,高粱淀粉 100 克,香精 2 克。

制作步骤:①将淀粉,砂糖和水各 100 克先溶化加热至 60℃用纱布过滤。同时把 250 克水煮沸,徐徐冲入淀粉和砂糖溶化的糖浆中,不断搅拌,冲成黏稠的淀粉糊状。②加入其余砂糖 450 克,加入柠檬酸末 1 克不断搅拌,使之溶化后,放入铝锅中加热熬煮,并用锅铲不断搅拌,避免糊锅,经过 30~40 分钟至水分蒸发,不冒水蒸气为止。③将锅离火,加入 3~4 滴杨梅或橘子香精,将食用色素溶液也放入 2~3 滴,搅拌均匀后,倒在撒有淀粉的木框中或案板上盛开木框高 1.5 厘米,冷却后用刀切成长 3 厘米长方块即可。

食用方法:早晚服用或作点心服食。

2 高粱猪肚粥

精选材料:高粱 90 克,莲子 60 克,猪肚 100 克,稻米 50 克,胡椒 3 克,盐 3 克。

制作步骤:①将高粱米炒至褐黄色有香味为止,除掉上面多余的壳;②把猪肚,莲子肉,胡椒洗净,与高粱米一起放入瓦锅内,加清水适量,武火煮沸后,文火煮至高粱米熟烂为度,调味即可。

食用方法：早晚服用或作点心服食。

 **羊肉萝卜粥**

精选材料：羊肉(瘦)500 克，陈皮 5 克，白萝卜 100 克，高粱 150 克，大葱 5 克，姜 5 克，黄酒 10 克，五香粉 10 克，味精 10 克，香油 25 克。

制作步骤：①陈皮洗净，切成末；葱、姜洗净切末备用。②羊肉洗净，切成薄片，放入锅中，加水、黄酒、五香粉、陈皮末，煮至羊肉碎烂，再加入淘洗干净的高粱米和切成细丁的白萝卜，一同煮成稀粥，加入食盐、葱、姜末、香油调味即成。

食用方法：早晚服用或作点心服食。

 **高粱面小窝头**

精选材料：高粱粉 400 克，绿豆粉 100 克，糖桂花 25 克，小红枣 150 克。

制作步骤：①将小红枣去核洗净，放入碗内蒸熟，取出晾凉，切成小粒，用一半糖桂花拌匀，备用。②把绿豆粉用开水冲熟，晾凉后和高粱粉混合在一起揉匀，揪 30 个剂子，逐个团成精巧的小窝头。③然后把小枣粒轻轻地按在窝头上，将窝头逐个摆在蒸笼上，用旺火蒸 10 分钟，取出。④将另一半糖桂花用刷子抹在小窝头上即可。

食用方法：早晚服用或作点心

服食。

【健康红绿灯】

吃高粱这样的粗粮时一定要配合肉类。否则会引起食道反应，损坏肠胃。

(二) 荞麦营养餐

推荐理由：荞麦在粗粮市场上身价愈来愈高。荞麦含有丰富的荞麦碱、芦丁、烟酸、亚油酸和多种维生素及铁、锌、钙，这些都不是一般细粮所具备的，所以才会对高血压等各种"富贵病"具有饮食治疗价值。

1 荞麦面包

精选材料：荞麦面粉 100 克，高筋面粉 150 克，黑芝麻粉 20 克，速溶燕麦片少许，酵母 3 克，奶油 25 克，鸡蛋一个，盐 3 克，糖 30 克，温水适量。

制作步骤：①荞麦、面粉、芝麻粉和一半的麦片混合在一起，加入盐、鸡蛋混合。②酵母放入少许温水中溶解，放入糖溶化，慢慢倒入面粉里面，边倒入边搅拌，看看面粉的浓稠度，如果觉得面粉太硬可以再加温水，最后加入奶油揉按；揉成光滑的面团，盖上油纸，开始湿温发酵到 2 倍大。③面团发酵好后取出，用擀面棍压出里面的气泡，分成适合大小的圆堆；烤盘涂油，放在烤盘上，再用上面的方法发酵 30 分钟，上面撒上燕麦片。④烤箱预热 170℃，上下火烤

粗粮健康又美容

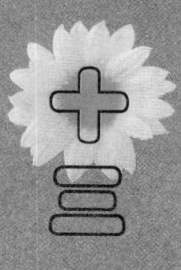

8分钟,改下火150℃烤5分钟,直到烤熟为止。

食用方法:早晚服用或作点心服食。

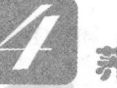 什锦荞麦面

精选材料:荞麦面,干香菇,青菜,胡萝卜,洋葱,盐,鸡粉,酱油,食用油。

制作步骤:①干香菇泡发,洗净去蒂切片;青菜洗净切段;胡萝卜洗净,去皮切丝;洋葱洗净切丁。②坐一锅水,水开后煮面条,面条煮至八成熟捞出,放入凉水中冷却,然后捞出控干水分,加入少许食用油拌均匀,使其互不粘连,放一旁备用。③炒锅加油烧热,下洋葱丁煸炒出香味,放入胡萝卜和香菇继续煸炒,然后放入青菜,加适量盐、鸡粉、生抽调味,最后放入面条,翻拌均匀即可出锅。

食用方法:早晚服用或作点心服食。

3 荞麦粥

精选材料:荞麦米100克,鸡腿50克,土豆100克,白扁豆20克,胡萝卜20克,盐2克,酱油10克。

制作步骤:①把荞麦米洗净,沥干水分;鸡腿肉切成小块;马铃薯去皮切小块;胡萝卜切成片。②锅中倒入适量的水,放入荞麦煮20分钟,捞出沥水。

③把所有的调味料倒入锅中煮开,放入荞麦米、鸡腿肉片和马铃薯、胡萝卜、扁豆一起煮20分钟。④直到所有的材料煮变软,就可以盛出来了。

食用方法:早晚服用或作点心服食。

4 荞麦菜卷

精选材料:荞麦面600克,鸡蛋6个,土豆丝100克,青红椒丝50克,浆水菜(酸菜)100克,干辣椒、蒜片、葱花、精盐、鸡精、色拉油、白醋各适量。

制作步骤:①将荞麦面放入盆里加水、鸡蛋、精盐搅拌成糊;平底锅置微火上,用少许色拉油擦锅底,烧热,用勺将荞麦面糊摇入平底锅中,用刮板抹平,烙黄一面后翻烙另一面,烙熟即成荞麦饼。②坐锅上火,倒入色拉油,放入一半的干辣椒、蒜片、葱花炒出香味后倒入土豆丝、青红椒丝翻炒至八成熟时调入精盐、味精、白醋,再翻炒几下即可。③锅内再加少许色拉油,放入另一半的干辣椒、蒜片、葱花炒出香味后,倒入浆水菜炒干水分后调入精盐,翻炒均匀即可。④将烙好的荞麦饼改成10厘米的正方形,一半卷入炒好的土豆丝,一半卷入炒好的浆水菜,装盘即成。

食用方法:早晚服用或作点心服食。

【健康红绿灯】

1. 荞麦汤汁里因为溶有芦丁和蛋

白质,所以最好把汤也喝掉。

2. 荞麦一次不可食用太多,否则易造成消化不良,令人头晕。

3. 脾胃虚寒、消化功能不佳及经常腹泻的人不宜食用荞麦。

（三） 荠菜营养餐

推荐理由:荠菜能抗病毒,预防冻伤并能抑制眼晶状体的醛还原酶,对糖尿病性白内障患者有一定的疗效。荠菜含有大量的粗纤维,食用后可加速大肠的蠕动,促进粪便的排泄,从而增进新陈代谢,有助于防治高血压等各种"富贵病"。

荠菜冬笋羹

精选材料:冬笋 300 克,荠菜 100克,胡萝卜 30 克,植物油、盐、味精、香油、淀粉各适量。

制作步骤:①将冬笋洗净切成丝;荠菜择洗干净;将胡萝卜洗净后切成末放入开水中烫一下。②锅中放植物油加热到五成热,将冬笋丝放入炒 2 分钟左右。③加入高汤煮开,将荠菜加入略煮。④用水淀粉勾芡,用盐、味精调味后盛入碗中放入胡萝卜末装饰即可。

食用方法:早晚服用或作点心服食。

荠菜烩玉女

精选材料:净玉女蘑 150 克,鲜荠菜 50 克,红辣椒菱形片适量,菌王清汤、精盐、水淀粉、精制油各适量。

制作步骤:①玉女蘑焯沸水,挤去多余水分;荠菜用沸水烫一下即捞入冷水中激凉,定色,再斩碎成菜末。②玉女蘑与调料一起放锅中烧开,烧透,再放入荠菜末烧开,勾芡,批油上光,装盘即成。

食用方法:早晚服用或作点心服食。

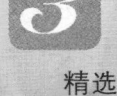

荠菜炒鸡片

精选材料:荠菜 150 克,鸡脯肉250 克,罐头竹笋 100 克,鸡蛋清 2 个,豆油 500 克,精盐 10 克,白糖 4 克,味精 2 克,淀粉 15 克,鸡汤 50 毫升,芝麻油、葱花、芝麻各适量。

制作步骤:①荠菜剪去根,择去老叶,洗净,下入开水锅中焯一下,捞出,再放入冷水中投凉,挤去水分,切成细末,待用。②将鸡脯肉洗净,用刀片成薄片,放入碗内,加精盐、味精、蛋清、淀粉,搅拌均匀上浆;罐头竹笋切成薄片,待用。③炒勺擦净后烧热,加入豆油,烧至三成热,待热锅冷油时,放入浆好的鸡片,用筷子划散变白,断生,倒入漏勺,控油。④炒勺中留 25 克底油,烧热,放入葱花、竹笋片、荠菜末,稍煸一下,烹入料酒,加鸡汤、白糖、精盐、味精烧开后,投入鸡片炒匀,再放入水淀粉勾薄芡,淋上芝麻油,出勺,入盘,撒匀芝

麻即可。

食用方法:早晚服用或作点心服食。

 **荠菜拌香干**

精选材料:荠菜 500 克,香豆腐干 2 块,榨菜末 25 克,盐、味精、糖、麻油、生油各适量。

制作步骤:①荠菜洗净放入锅中焯水后,取出切成末;香豆腐干亦切成末。②烧热油锅,放入豆腐干、榨菜末,煸香,盛起冷却,待用。③将荠菜末、豆腐干、榨菜末放入盘中,加盐、味精、糖与上述原料拌匀,淋上麻油即成。

食用方法:早晚服用或作点心服食。

【健康红绿灯】

1. 多数野菜性寒味苦,能败火,但多吃会伤及脾胃,引发胃痛、恶心、呕吐等轻微中毒症状,荠菜也是如此。

2. 野菜不宜久存,要现买现吃,越新鲜越好,荠菜也是如此。

温馨小提示:

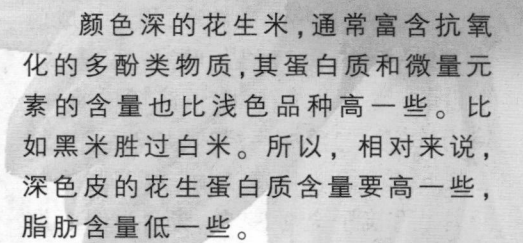

(一) 花生的挑选

花生的挑选要注意以下两点:

1 颜色深的花生米

颜色深的花生米,通常富含抗氧化的多酚类物质,其蛋白质和微量元素的含量也比浅色品种高一些。比如黑米胜过白米。所以,相对来说,深色皮的花生蛋白质含量要高一些,脂肪含量低一些。

2 小粒花生米

对于花生仁来说,小粒的花生含的蛋白质高于大粒的。

总之,色泽分布均匀,颗粒饱满、形态完整、大小均匀,肥厚而有光泽,无杂质,闻着具有花生特有的气味者即为上品。

(二) 荞麦、荠菜的挑选

荞麦的挑选主要看两方面:

 颜色

纯正、新鲜的荞麦米呈绿色,如果色发白,说明开始氧化。所以选购荞麦米时,一定要看色泽,选购呈绿色的荞麦米。

饱满

注意挑选大小均匀、质实饱满、有光泽的荞麦粒。如若不是,干瘪且粗糙的荞麦,为次品。

荞菜有两个品种,一种是圆叶种,即板叶荞菜,叶色浓,叶片大而厚,味淡,糯性。一种是尖叶种,即花叶荞菜,叶色淡,叶片小而薄,味浓,粳性。在挑选时,以单棵生长的为好,轧棵的质量较差。红叶的不要嫌弃,红叶的香味更浓,风味更好。

粗粮健康又美容

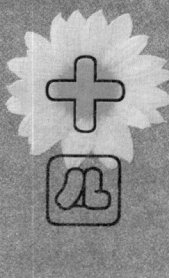
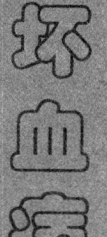

十四

坏血病

刷牙的时候,牙齿总是莫名其妙地出血;年纪轻轻,可牙齿却有"下岗"的迹象;总嚼口香糖,可口臭现象丝毫没有减退;胳膊、腿上只要稍微受到碰撞,就会出现带状或点状瘀点或瘀斑……

你的身体上是否也有这些症状呢?如果有的话,你可要小心了,因为它有可能是坏血病的症状。坏血病是由于长期缺乏维生素C所引起的疾病,早在几百年前的欧洲水手就曾经遭受这种怪病的折磨,故有"水手的恐惧"之称。

既然这种疾病是因维生素C缺乏导致的,防止这种病的方法就是选择含维生素C丰富的食物,改进烹调方法,减少维生素C在烹调中的丧失。我们平常吃的草菇、香菇就富含维生素C,有这种症状的人不妨多吃一些。

健康DIY——粗粮细吃

(一)　草菇营养餐

推荐理由：人体缺乏维生素C时,免疫力就会降低,严重缺乏时,还会引起坏血病。草菇中维生素C含量高,常吃草菇能促进人体新陈代谢,提高机体免疫力。同时,维生素C还具有解毒作用,当有毒物质,如铅、砷、苯等进入机体时,维生素C就与它们结合,形成抗坏血元,随小便排出。

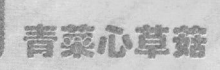 **青菜心草菇**

精选材料:青菜心500克,草菇24只,精盐5克,味精2.5克,蚝油10克,清汤50克,生菜油500克(实耗50克),白糖1.5克,菱粉1.5克。

制作步骤:①青菜心洗净,修齐根部成橄榄形,入开水锅稍煮一下捞出;迅速洗净原锅,加入生菜油、菜心、盐、味精、糖,炒一下装平盆,菜头朝外,菜叶朝里围一圈。②草菇用清水洗一下,沥干水分,入六成热生菜油中划一下后,倒入漏勺,沥干油分;草菇仍回原锅,加清汤、蚝油、味精、糖、湿菱粉,勾芡,淋入生菜油(25克),翻匀,装入盆中间。

食用方法:随餐食用,用量自愿。

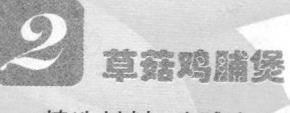 **草菇鸡脯煲**

精选材料:鸡脯肉400克,鲜草菇200克,火腿末6克,鸡蛋清30克,鸡汤200克,生姜末、精盐、白糖、黄酒、味精、精制植物油、鸡油、香菜、胡椒粉、淀粉各适量。

制作步骤:①先将鸡脯肉剔去筋衣后,批成4厘米长、1.6厘米宽、4毫米厚的片,放入碗中;先加精盐、味精拌一下,再加入鸡蛋清捏和,放干淀粉拌至浆粉粘包上鸡片。②鲜草菇洗净斜批成片，备用。炒锅烧热，用油滑锅后，加油烧至四成热，推入上浆鸡片，用铁勺划散，至断红倒入漏勺沥油。③原锅放火上，留少许油，下生姜末爆一下，加鸡汤、精盐、黄酒、味精，用旺火烧滚后，放入草菇片和划过油的鸡片，待滚起即下湿淀粉，用铁勺推匀勾成米汤薄芡。④起锅倒入放在烧热的、加有底油和香菜的热煲中，淋入鸡油，撒胡椒粉，加盖垫衬盆上桌。

食用方法：随餐食用，用量自愿。

胡萝卜草菇鸡肝粥

精选材料：胡萝卜100克，草菇30克，鸡肝50克，粳米100克。

制作步骤：①将草菇和胡萝卜切成丝，鸡肝切成片。锅内放入植物油，加入葱末、姜末、精盐，油热后放入胡萝卜、草菇和鸡肝，炒入味后盛入盘内备用。②锅内加适量水，加入洗净的粳米，先用大火煮沸，然后改成文火煮至米烂，加入盘子里炒过的菜，再放一些香菜末、盐、味精、胡椒粉，搅拌均匀，稍煮即可，食用时淋上香油。

食用方法：早晚服用或作点心服食。

草菇烧丝瓜青

精选材料：丝瓜2000克，草菇500克，油80克，料酒25克，盐8克，味精

2克，胡椒粉1克，淀粉13克，鸡油15克，大葱15克。

制作步骤：①除掉草菇根部的泥沙，用清水洗净，下入开水锅内汆过后，用开水泡上。②嫩丝瓜刮去粗皮，切开成四条，剔去一点瓤；切成4厘米长、3厘米宽的斜方块；葱切段。③将猪油放入锅内烧到六成热，下入丝瓜块烧一下后倒入漏勺内沥油；锅内留油50克，下入草菇、丝瓜块、味精、盐、胡椒粉烧入味，放葱段，用湿淀粉调稀勾芡，装入盘内，淋鸡油即可。

食用方法：随餐食用，用量自愿。

草菇烧芦笋

精选材料：芦笋罐头500克，草菇200克，熟火腿30克，菜油50克，料酒、胡椒粉、湿淀粉、细盐、味精、香菜节适量。

制作步骤：①将草菇洗净，撕成块条状；芦笋罐头开筒，滤干水分，熟火腿切成薄片。②将锅洗净，置中火上，下菜油烧至七成热，放入草菇煸炒几下，加料酒，煸至变色，加入胡椒粉、少量鲜汤烧一下，再加入芦笋同烧。③用味精、细盐、湿淀粉对成滋汁，烹入锅内，炒匀起锅入盘，撒火腿片、香菜即成。

食用方法：随餐食用，用量自愿。

【健康红绿灯】

1. 豆腐与草菇同食，可作为高血

粗粮健康又美容

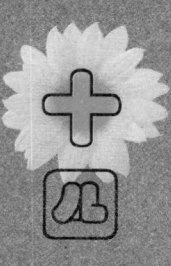

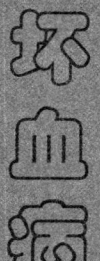

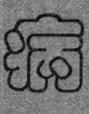

压、高血脂患者的辅助食疗菜肴。

2. 口蘑、草菇、平菇三者同时食用能滋补、降压、降脂、抗癌、减肥,是理想的健康食品。

3. 草菇很难长期新鲜存放,一般在16℃的气温下能存放2天左右。

（二）　香菇营养餐

推荐理由:香菇被视为"菇中之王",为"山珍"之一。香菇肉质纯、清素淡雅、脆嫩爽滑、菇香浓郁,长期食用能增强人体免疫力,使人体产生一种抑制病毒的免疫物质。还可以预防和治疗肝脏疾病及胃肠道溃疡,并有清除血毒之功效。

 **鸡肉骨烧香菇**

精选材料:香菇 200 克, 鸡肉骨 250 克,嫩玉米 100 克,姜末、葱末、香油、精盐、味精、鲜汤各适量。

制作步骤:①将香菇去蒂,洗净,沥干水;鸡肉骨洗净,入沸水锅中焯后捞出,剁成块;嫩玉米洗净后放盆内,加鸡肉骨块,上笼蒸至八成熟取出。②炒锅用小火加热,加香油、鲜汤、香菇、精盐、鸡肉骨、嫩玉米、葱末、姜末炒匀,改用中火烧沸至入味,加味精收稠汤汁,淋入香油即可。

食用方法:随餐食用,用量自愿。

2 **香菇鱿鱼汤**

精选材料:水发香菇 50 克,水发鱿鱼 100 克,虾仁、肉末各 20 克,冬笋片 30 克,精盐、白糖、黄酒、胡椒粉、味精、植物油、湿淀粉、葱末、麻油各适量。

制作步骤:①先将水发鱿鱼洗净切成斜方块,放在开水中焯一下,捞起沥干;香菇去蒂,洗净切片。②炒锅上火,放入植物油烧热,加葱末、肉末、冬笋片、香菇片煸炒。③锅内注入清水,放入浸泡过的虾仁及黄酒、精盐、白糖,煮开后放入鱿鱼片, 片刻后用水淀粉勾芡,加味精、胡椒粉、麻油即成。

食用方法:用量自愿。

 樱桃香菇

精选材料:水发香菇 80 克,鲜樱桃 50 个,豌豆苗 50 克,精盐、黄酒、味精、酱油、湿淀粉、白糖、植物油、麻油、生姜汁各适量。

制作步骤:①香菇洗净, 豌豆苗去杂洗净。②炒锅上火,放油烧热,放入香菇煸炒,加生姜汁、黄酒拌匀,再加入酱油、白糖、精盐和水烧沸后,移至小火煨几分钟,再用旺火烧沸,加入豌豆苗,用湿淀粉勾芡,放入樱桃,点入味精推匀,淋上麻油,出锅装盘即成。

食用方法:用量自愿。

 **炒二冬**

精选材料：冬菇(鲜)100克，冬笋250克，味精、酱油、盐、白砂糖、淀粉(蚕豆)、香油、菜籽油各适量。

制作步骤：①冬菇去蒂洗净，切成骨牌块。②冬笋削去外皮，洗净，切成骨牌块。③炒锅置旺火上烧热，滑锅后下入菜籽油，将笋块入锅稍炒。④即放入素汁汤100毫升和冬菇，煮2分钟左右。⑤再加酱油、精盐、白糖，再煮约半分钟，加入味精，用湿淀粉调稀勾薄芡，转动炒锅，淋上香油，将冬菇面朝上起锅装盘即成。

食用方法：随餐食用。

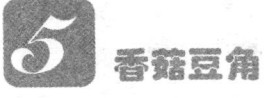 **香菇豆角**

精选材料：豆角400克，香菇75克，油40克，葱、姜末各2克，酱油5克，料酒15克，盐2克，味精5克，水淀粉30克，香油5克，汤适量。

制作步骤：①豆角去筋洗净，坡刀改3厘米长的段，用开水焯一下。香菇择洗净，去柄，改刀。②坐勺放油、葱、姜炝锅，烹料酒，倒入豆角、香菇，放酱油、盐、味精、汤，火靠熟透，勾芡，淋香油，出锅即成。注意：豆角含有一种皂角素，加热不够食用容易发生中毒，烹调时应特别注意火候。

食用方法：用量自愿。

【健康红绿灯】

香菇的营养的都集中在表皮，如果把香菇清洗得太干净的话，就会损失很多香菇的营养。因此不能过度浸泡和洗涤。

温馨小提示：草菇的挑选

我们通常食用的草菇多为鲜品，价格便宜，随处都可以买到。无论是罐头制品还是干制品的草菇，都应以菇身粗壮均匀、质嫩、菇伞未开或开展小的为质量好的。干制品的草菇还应菇身干燥，色泽淡黄艳明，无霉变和杂质。

草菇一般分为四个等级。等级越高，菇的菌蕾越大，肉质越实。品质好的草菇呈灰色，味浓香，表面光滑。草菇也同其他青叶蔬菜一样，在生长过程中，特别在人工栽培的生长过程中，经常被农药喷洒，因此，要作稍长时间的浸泡，或用食用碱水浸泡。

粗粮健康又美容

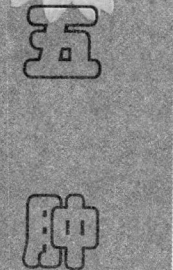

十五 肿瘤

说到肿瘤,常常让人大惊失色,因为肿瘤是一种严重危害人类生命的疾病,可你知道吗?一种不起眼的、甚至被现代人遗忘的食物——粗粮,却对预防肿瘤起着重要的作用。

粗粮中的纤维素含量很高,进入体内后可以刺激胃肠道,促进排便,从而减少肠道对致癌物的吸收,预防大肠癌的发生。

粗粮中还含有丰富的钙、镁、硒等微量元素和多种维生素,可以促进新陈代谢,增强体质,延缓衰老。其中硒还是一种抗肿瘤物质,可以结合体内各种致癌物,通过消化道排出体外。

植物纤维的防肿瘤道理就在于"荡涤肠道"的作用,它可以促进肠道蠕动,缩短肠内容物通过的时间,减少致癌物被人体吸收的可能。各种粮食本来都是膳食纤维的来源,但受加工的影响,尤其是粮食加工越精细植物纤维损失越多。所以,我们要吃些芋头、薏米、糙米、粗面和杂粮。

健康DIY——粗粮细吃

(一) 红薯营养餐

推荐理由:法国人称红薯是当之无愧的"高级保健食品"。红薯含有十分丰富的胡萝卜素,可促使上皮细胞正常成熟,抑制上皮细胞异常分化,消除有致癌作用的氧自由基,阻止致癌物与细胞核中的蛋白质结合,促进人体免疫力增强。

 **红薯片烧面筋**

精选材料:红薯,面筋,莴笋,鱼肉,香菇,盐、味精、白糖、料酒、胡椒粉、香油、水淀粉各适量。

制作步骤:①将红薯切片后用清水浸泡再过水焯烫;鱼肉切成小丁,加入

香菇丁、料酒、胡椒粉、盐、鸡蛋拌匀,塞入面筋中,用干淀粉封口,下开水锅煮软捞出备用。②坐锅点火倒油,下葱姜蒜爆香,放入莴笋、红薯、面筋,加入料酒、清鸡汤,调入盐、胡椒粉、味精,水淀粉勾芡,淋香油出锅即可。

食用方法:早晚服用或作点心服食。

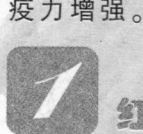 **薯香麦片**

精选材料:红薯,玉米片,白糖。

制作步骤:①将红薯去皮,切成均匀的3厘米的小丁,将切好的红薯块用水焯一下(焯后的红薯好炸),焯大概三分钟的时间,就能捞出了。②将捞出的红薯用干淀粉拍一下,这样就能保持原

材料的营养，又能保持水分不流失，然后就开始炸了。锅里的油至三四成热的时候，将红薯放入，约三四分钟后捞出，控油。③锅里放入少许水，再放入 150 克左右的白糖后，顺时针搅动，将糖熬至起泡后约 3~7 秒。④倒入主材料，翻炒均匀，便于糖更好地裹在红薯上。将炸好的玉米片均匀地撒在炸好的原材料表面，这样这道菜的整个过程已经完成，装盘即可。作为粗粮的玉米片不仅口感好，营养价值更高。

食用方法：早晚服用或作点心服食。

 **冰天雪地**

精选材料：红薯，冰淇淋，巧克力酱，面包糠。

制作步骤：①红薯切片，用保鲜膜包好，隔水蒸 40 分钟，用竹网晾晒 4~5 小时，但不要在太阳底下晒。②用保鲜膜包好，放到玻璃杯中，也可以用别的容器，打开保鲜膜，在红薯中间挖个洞，拿出冰淇淋，把冰淇淋加到挖好的洞里。③反扣在盘子上。用巧克力酱淋在红薯上，撒点面包糠，不撒也可以。

食用方法：早晚服用或作点心服食。

【健康红绿灯】

1. 红薯和柿子不宜在短时间内同时食用，如果食量多的情况下，应该至少相隔 5 个小时以上。

2. 吃红薯时最好搭配一点咸菜，可有效抑制胃酸。

（二）薏米营养餐

推荐理由：薏米的营养价值很高，被誉为"世界禾本科植物之王"。在欧洲，它被称为"生命健康之禾"。薏米有防癌的作用，其抗癌的有效成分为"薏苡仁内脂"、"薏苡仁脂"等，能有效抑制癌细胞的增殖，可用于胃癌、子宫颈癌的辅助治疗。健康人常吃薏米，能增强抵抗力，减少肿瘤发病的机会。

 **薏米莲子百合粥**

精选材料：薏米 50 克，莲子(去心) 30 克，百合 20 克，白糖适量。

制作步骤：薏米、莲子、百合先煮烂，再与粳米同煮粥，用适量白糖(或蜂蜜)调味食用。

食用方法：早晚服用或作点心服食。

 **薏米莲子煲鸭汤**

精选材料：净光鸭一只，薏米、莲子、百合、陈皮、葱、姜、盐、鸡精、料酒、白糖各适量。

制作步骤：①把鸭子切成块，放入开水中焯一下，捞出后放入煲汤锅中。②在锅中依次放入薏米、葱段、姜片、莲

第四章 爱上粗粮,疾病远离你

十五肿瘤

子、百合、陈皮两片,再加入少许料酒、白糖、鸡精,倒入适量开水。③待汤煲好出锅时加少量盐即可食用。

食用方法:早晚服用或作点心服食。

3 腐竹白果薏米糖水

精选材料:腐竹 75 克,白果 75 克,薏米 38 克,鸡蛋 2 个,冰糖 150 克,水适量。

制作步骤:①薏米洗干净;腐竹泡软;白果去壳,然后用热水泡片刻,撕去衣,去心。②煲滚 8 杯水或适量水,将白果、薏米放入煲 1 小时,然后加入腐竹、冰糖,煲至冰糖溶化。③将鸡蛋敲开并放入糖水中,煮至鸡蛋刚熟即成。

食用方法:早晚服用或作点心服食。

4 美味薏米南瓜羹

精选材料:南瓜、薏米汤、金华火腿、盐各适量。

制作步骤:①将火腿洗净切成长方形薄片后放入煲底垫匀,南瓜去皮洗净切成块,放在火腿片上。②将事先煮好的薏米汤灌入煲中,撒上盐。③坐蒸锅点火,将煲放入蒸锅中用旺火蒸半个小时左右即可。

食用方法:早晚服用或作点心服食。

196

5 薏米烧鹌鹑

精选材料:鹌鹑肉 2500 克,薏米 20 克,黄芪 10 克,姜 10 克,胡椒粉 3 克,酱油 10 克,植物油 50 克,盐 8 克,大葱 10 克。

制作步骤:①薏米、黄芪洗净,切片;鹌鹑去毛,去内脏,入沸水中焯去血水,对切成两半;生姜洗净,切片;葱切段。②净锅烧植物油,六成热后入姜、葱煸炒出香味;放入肉汤、鹌鹑、黄芪、薏米、胡椒粉、精盐、酱油,大火烧沸,去浮沫,用小火烧至鹌鹑肉熟。③再改用大火收汁,即成。

食用方法:开胃下饭的好菜。

6 天下第一羹

精选材料:野鸡 1000 克,薏米 150 克,香菇(鲜)30 克,冬笋 30 克,火腿 30 克,生菜 30 克,蛋糕 30 克,盐、黄酒、味精、香醋、小葱、姜、花椒、胡椒粉、香油各适量。

制作步骤:①将野鸡剥皮,洗净后焯水,清洗干净;香菇去蒂,洗净,切成细丝。②冬笋去皮,洗净,煮熟,切丝;熟火腿切成细丝。③油菜心择洗干净,切成细丝;蛋糕切成丝;葱姜均洗净,切成末,用纱布包好用力挤出汁水。④将野鸡投入炖钵中,加入清汤 2000 毫升、黄酒、花椒、葱姜汁、薏仁,一同炖至鸡酥米烂。⑤然后取出，将鸡除骨切丝，放入钵中，加黄酒 50 克、香菇丝、冬笋丝、火腿丝、菜心丝、蛋糕丝及精盐，同煮；煮沸后，再加入胡椒粉、味精和香醋，出锅装入品锅内，淋上香油即成。

食用方法：开胃下饭的好菜。

（三）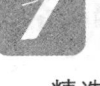 茶树菇营养餐

推荐理由：茶树菇是一种高蛋白，集营养、保健、理疗于一身的纯天然食用菌。现代医学研究表明，茶树菇由于含有多量的抗癌多糖，其提取物对小白鼠肉瘤 180 和艾氏腹水癌的抑制率高达 90%，可见有很好的抗癌作用。因此，人们把茶树菇称作"抗癌尖兵"。

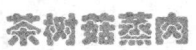 茶树菇焖排骨

精选材料：排骨，茶树菇，芦笋，花生、姜、盐、鸡精、白糖、酱油、料酒适量。

制作步骤：①将茶树菇用水泡透备用；芦笋切段。坐锅倒油，放入白糖炒化后加入排骨煸炒均匀，加入料酒、酱油、盐炒匀。②坐锅点火倒少许油，下葱、姜煸香，放入茶树菇，倒入适量水，放入花生和炒好的排骨，转入砂锅中，煲 30 分钟，起锅前 5 分钟加入芦笋煮熟即可。

食用方法：随餐食用，用量自愿。

茶树菇蒸肉

精选材料：猪奶脯肉 500 克，茶树菇 150 克，鸡蛋 1 个，干淀粉 50 克，精盐、白糖、味精、湿淀粉各适量，色拉油 1500 克（约耗 75 克）。

制作步骤：①猪奶脯肉切成拇指大的块，加少许精盐腌渍入味，再磕入鸡蛋，加入干淀粉拌匀，随后下入六成热的油锅中炸至外酥内嫩，捞出；茶树菇泡发好，泡汁留用。②将炸好的奶脯肉码入扣碗内，再放入茶树菇，淋入泡茶树菇的汁水，另用保鲜膜封好碗口，上笼用旺火蒸 30 分钟取出；滗出原汁，将蒸肉翻扣于圆盘中。③原汁入锅烧沸，用少许精盐、白糖、味精调好味，再用湿淀粉勾薄芡，淋入尾油，起锅浇在盘中蒸肉上即成。

食用方法：用量自愿。

 茶树菇老鸭煲

精选材料：茶树菇 10 根，干蘑菇 8 朵，老鸭 1 只，春笋 2 根，火腿 10 片，葱 6 段，姜 2 块，盐少许。

制作步骤：①茶树菇和蘑菇用温水泡发后，捞出洗净，过滤泡发的水备用；春笋剥去外层硬壳，切去老根，用刀背拍松后切成段。②将老鸭去头去尾去爪去内脏后洗净，斩成大块。锅中倒入清

十五 肿瘤

水，大火煮沸后，放入鸭块煮 5 分钟，待表面变色后，捞出；大葱洗净切段，姜洗净用刀拍散。③将泡发过滤后的蘑菇水倒入砂锅中，再一次补入足够量的清水，大火煮沸后，放入鸭块、火腿片、葱段、姜块、茶树菇和蘑菇，盖上盖转文火炖 3 小时。④3 小时后，放入笋块，继续炖 20 分钟，食用前添加少许盐调味即可。

食用方法：随餐食用。

4　干锅茶树菇

精选材料：茶树菇 750 克，酱肉条 200 克，大葱 100 克，蚝油、辣妹子酱、泡小米椒、五香粉、鸡精、味精、猪油、鲍鱼汁各适量。

制作步骤：①先将茶树菇洗净，调味蒸熟；酱肉洗净蒸熟切成条。②锅内放入植物油，加入酱油炒香，加茶树菇、辣妹子酱、泡小米椒、葱、蚝油、鲍鱼汁、鸡精、味精、五香粉，勾芡，起锅即成。

食用方法：随餐食用，用量自愿。

5 　茶树菇炖乌鸡

精选材料：乌骨鸡半只，干燥茶树菇 50 克，当归 1 片，红枣 10 粒，蒜头 10 粒，米酒 1 杯，盐 1/2 大匙，水 1 大碗。

制作步骤：①将茶树菇以清水洗净，再用冷水浸泡 20 分钟，泡软后切成段，连同浸泡的汤汁备用；乌骨鸡剁成块状放入滚水中汆烫后洗净备用。②取一个耐热锅，放入乌骨鸡块、蒜头粒、当归、红枣、茶树菇及浸泡的茶树菇水、米酒和可没过食材的水，再加入盐调味。③将耐热锅封上保鲜膜或用盖上盖子，放入炒菜锅里已烧开水的蒸架上，以隔水炖煮的方式，炖 90 分钟即可。

食用方法：随餐食用，用量自愿。

【健康红绿灯】

烹调时将茶树菇和浸泡水一并放入肉类汤中煲汤，还能增加汤的味道。

温馨小提示：茶树菇挑选法

茶树菇的挑选主要看茶树菇的粗细、大小是否一致，是否清香。

挑选的茶树菇大小不统一的话，就意味着这些茶树菇不是一个生长期的，也就是说，这里面掺有陈年的茶树菇了。粗大的，秆色比较淡，白的也不行，稍微有些些棕色比较好。

闻起来有霉味的茶树菇是绝对不可以买的。用温水把茶树菇泡上 10 分钟。这样泡一泡，主要是为了把伞茎里面的杂质去除得更干净。茶树菇泡够 10 分钟以后，就可以洗净改刀了。

一定要注意，闻起来有霉味的茶树菇是绝对不可以买的。